요로 선생님
병원에 가다

YORO SENSEI BYOIN E IKU
© TAKESHI YORO & KEIICHI NAKAGAWA 2021

Originally published in Japan in 2021 by X-Knowledge Co., Ltd.
Korean translation rights arranged through EntersKorea Co., Ltd. SEOUL

요로선쌤님

나이 듦과
인생을
대하는 법

병원에 가다

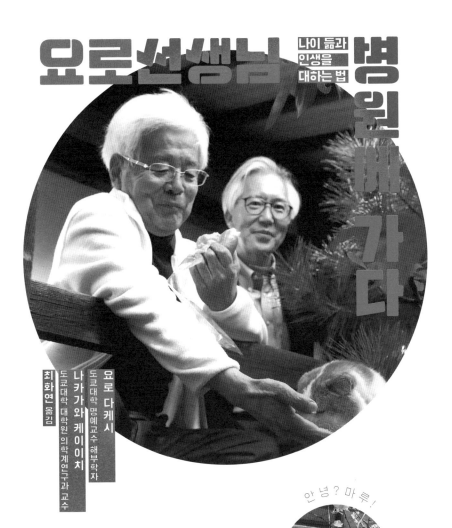

요로 다케시
도쿄대학 명예교수 해부학자

나카가와 케이이치
도쿄대학 대학원 의학계연구과교수

최화연 옮김

안녕? 마루!

청홍

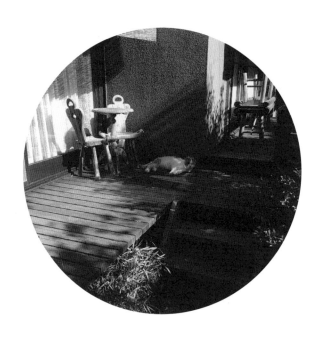

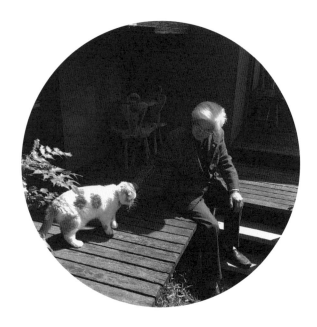

들어가는 말

요로 다케시

나카가와 선생 덕분에 이런 책이 나올 수 있었습니다. 나카가와 선생과 함께하는 일이 아니었다면 귀찮아서 하지 않겠다고 기획을 거절할 참이었습니다.

'현대 의료를 어떻게 생각하느냐'는 질문을 몇 번인가 받으면서, 그 근본을 짚어보고 싶다는 마음이 한동안 있었으나 어쩐지 귀찮아졌습니다. 바탕에는 통계에 관한 관점이 깔려있습니다.

사회 전반에서도 그렇지만 현대의학에서는 통계가 우선됩니다. 통계는 숫자이며 숫자는 추상적입니다. 그렇다면 추상적이지 않은 것은 무엇일까요. 감각에 직접 주어지는 것, 《유언》에서 그것을 감각 부여라고 표현했습니다. 당시엔 그 정도에서 이야기를 끝맺었는데, 그 후 이런저런 생각을 하다 보니 감각 부여와 의식의 관계를 더 깊이 들여다볼 필요가 있겠다는 생각이 들었습니다.

그것이 통계와 무슨 관련이 있는지 모리 전 수상의 실언문제(失言問題)[1]를 예로 들어 살펴봅시다.

"여성위원이 많은 회의는 시간이 오래 걸린다"라는 발언입니다.

여기에는 오랜 경험에 근거하여 자기 나름의 '통계적' 근거가 있겠으나 아무래도 수치화되지 않은 근거인 듯합니다.

'근거중심의학(Evidence-Based Medicine, EBM)'이라는 말이 보여주듯 근거를 강하게 요구하는 시대가 되었습니다. 그런데도 모리 씨의 발언이 무례하다는 의견만 많을 뿐 그 근거를 추궁하는 이야기는 어디서도 들리지 않습니다.

모리 씨는 저와 나이가 같습니다. 시대에 뒤떨어졌다는 의미에서 의료에 대한 제 생각도 모리 씨의 발언과 닮아있을지도 모릅니다.

통계에 관한 책을 모아서 기초부터 다시 공부하려고 마음

•1 모리 전 수상의 실언문제(失言問題) | 2021년 2월 3일 도쿄 올림픽·패럴림픽 조직위원회 회장인 모리 요시로 전 수상이 "여성이 많은 이사회는 회의 시간이 길다"라고 한 발언이다. 일본 내외에서 여성 차별 발언이라 비판받았으며, 그 후 모리 전 수상은 회장직에서 물러났다.

요로 선생님, 병원에 가다

먹었지만, 이 책에서 언급했듯이 심각한 동맥경화 때문에 심근경색이 일어났습니다. 이런 상태라면 당연히 뇌동맥 경화도 꽤 진행되었을 테지요. 망가지기 시작한 이 뇌로 통계의 기초 같이 복잡한 문제를 숙고해 본들 제대로 된 사고가 가능할 리 없습니다. 마음을 다잡고 의지를 불태우다가 뇌만 더 망가뜨릴지도 모릅니다. 늙은이에게는 버거운 일이겠지요.

도쿄대 의학부 학생시절, 뇌과학 강의에서 당시 시미즈 겐타로[2] 교수가 구소련 의학에 대해 했던 이야기가 아직도 기억납니다. 교수는 "소련 의사는 절반이 여성이다"라고 언급하고 "게다가 소련 의학은 수준이 낮다"라고 덧붙였습니다.

지금이라면 그 교수는 당장 해고당했겠지요. 저와 모리 전 수상이 교육받던 때는 그런 시대였습니다. 이런 제가 용케도 시대의 변화에 맞춰 언론 활동을 해왔구나 싶습니다. 정치가가 됐으면 어디서 어떤 문제를 일으켰을지 모릅니다.

---

[2] 시미즈 겐타로(清水健太郎) 교수(1903~1987) | 1948년 처음으로 결성된 일본 뇌·신경외과 연구회의 회원으로 일본 뇌신경외과를 창설한 선구자이다. 1963년 도쿄대학 교수를 퇴임하였다.

시미즈 교수의 발언도 '통계적'입니다. 전자는 확실한 통계 그 자체고 후자는 기준이 명확하지 않아 무척 의문스러우나 이 또한 '통계적'인 생각입니다. 통계 숫자가 있든 없든 사람은 '통계적'으로 생각하나 봅니다. 이 점을 제대로 한번 짚어보고 싶었지만, 이 책 대담 시점까지 앞서 말한 이유로 상황이 여의 치 않았습니다.

책의 마지막 장은 야마자키 씨를 포함하여 세 사람의 대담 으로 이루어져 있습니다. 뜻밖에도 이 대담은 제가 기획한 것 이 아닙니다. 야마자키 씨는 만화가입니다. 만화는 통계적 사 고와는 거리가 멉니다. 감각이라는 면에서도 글과 만화는 표 현하는 감각의 장르가 다른지 지금 수중에 야나세타카시의 《황혼 시집》이 있어서 보니, 글자가 어마어마하게 큽니다. 커 다란 활자는 그야말로 만화적 발상으로 보통의 문장 세계에 갇혀서는 나오기 힘든 발상이겠지요.

이번에 병원에서 "운이 좋으셨어요"라던 나카가와 선생의 말이 인상적이었습니다. 좌관상동맥 주간부가 막힌 상태였으면 손도 쓰지 못했을 것이라 합니다. 애초에 운이 좋아서 80대 중반까지 건강하게 살아왔겠지요.

젊었을 때는 야생 박쥐를 채집하러 니시이즈까지 가기도 하고 실험재료로 쓰기도 했습니다. 곤충채집을 하러 동남아시아에 다녀온 후에 미열과 발진 증상이 나타나 무슨 감염병인 줄 알고 도쿄대병원에서 일주일간 입원한 적도 있습니다.

홋카이도 야생 땃쥐를 잡아 실험하기도 하고 집에서 키운 적도 있었습니다. 그런데 포충증에 걸리지도, 독사한테 물리지도, 말라리아에도 걸리지도 않고 그럭저럭 무사히 살아왔습니다. 운이 좋았다기보다 주변 상황이 좋았다고 할 수 있습니다. 그것도 운 아니냐고 하면 그야 그렇습니다.

지금 하고 싶은 일을 한 가지 꼽아보자면, 일본 전체의 녹색 가루바구미를 제대로 정리하고 싶습니다. 개체 수가 수만 개에 달하는 표본을 수집했으니 이제 정리하는 시간이 필요합니다. 이제는 그야말로 수명과의 경쟁으로 이 일이 끝날 때까지 목숨을 늘려달라고 나카가와 선생에게 부탁하는 수밖에 없습니다. 나머지 일들은 만사 적당히 마무리하려 합니다.

1장 요로 선생님, 심근경색에서 살아서 돌아오다

병은 코로나뿐만이
아니었다

요로 다케시

2장 제자 의사가 심근경색을 발견하다

요로 선생님,
도쿄대병원 입원

나카가와 케이이치

3장 요로 선생님이 병원을 멀리하는 진짜 이유

왜 '의료'와 거리를 두는가

요로 다케시

4장 요로 선생님께 배운 의료의 한계와 가능성

왜 병원에 가야 하는가

나카가와 케이이치

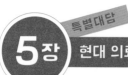

5장 특별대담

현대 의료의 모순과 인간적 의료

요로 선생님, 왜 병원 가기를 싫어하세요?

요로 다케시 × 나카가와 케이이치 × 야마자키 마리

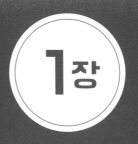

1장

요로 선생님, 심근경색에서 살아서 돌아오다

병은
코로나뿐만이
아니었다

요로 다케시

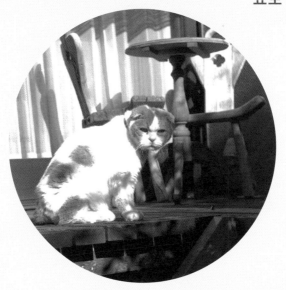

병은 코로나뿐만이 아니었다

2020년 2월 후반, 신종 코로나바이러스(이하 '신종 코로나' 또는 '코로나'로 표기) 감염자가 급증한 후로 외출하지 못하게 되면서, 가마쿠라 집에 갇혀 있는 상태가 되었습니다. 인터뷰나 회의는 주로 가마쿠라 집에서 진행되는 일이 많아 외출이라고는 자전거를 타고 담배를 사러 가는 정도였습니다. 공중위생 관점에서 감염증은 다른 사람에게 옮기지 않는 것이 기본이므로 제 나름대로 외부와의 접촉은 피하고 있었습니다.

그러나 감염은 어쩔 수가 없는 일입니다. 감염증은 감염되느냐, 되지 않느냐 둘 중 하나니까요. 감염되지 않으려 해도 감염될 때는 됩니다. 저는 고령이니 감염되면 중증으로 발전해 사망할 수도 있겠지요.

같은 해 3월 26일 이 책의 공동 저자이자 도쿄대학 후배 의사인 나카가와 케이이치 선생과 '고양이 시점에서 암에 대해 생각하다'(《의사에게 암을 진단받고 맨 처음 읽는 책》에 수록)라는 대담을 진행했을 때도 그런 이야기를 했던 기억이 납니다.

그런데 병은 코로나뿐만이 아니었습니다. 6월에 들어, 제가 다른 병으로 쓰러지게 된 것입니다.

저는 웬만해서는 스스로 병원에 가는 일이 없습니다. 다만 아내가 걱정하니 어쩔 수 없이 병원에 갈 때는 있습니다. 혼자 사는 것이 아니기에 가족에게 괜한 걱정을 끼칠 수는 없지요.

그런데 이번에는 상태가 꽤 달랐습니다. 6월 4일 '곤충의 날 (2015년 겐초지에 저자의 기획으로 인간에게 목숨을 빼앗긴 수많은 곤충을 기리는 기념물 '무시즈카〈곤충 무덤〉'가 만들어졌으며, 매년 곤충의 날에 공양 법회가 열림)'에 기타가마쿠라에 있는 고찰, 겐초지에서 곤충 법회를 끝낼 때까지는 아무렇지 않았는데, 10일쯤부터 몸 상태가 이상했습니다.

집에서 지내는 생활이 계속되어 '코로나 우울'이 왔나 생각도 해봤지만 '몸의 소리'는 병원에 가기를 권하는 듯했습니다.

몸의 소리라는 것은 제 몸에서 보내는 메시지를 말합니다. 예를 들어 낮에 무언가 먹고 그날 밤 또는 다음 날 아침이라도 '몸이 안 좋은데'라는 생각이 들면 점심으로 먹은 것이 좋지 않았구나 하고 알 수 있습니다. 이럴 때 제 몸이 평소와는 다른 무언가를 전하려 한다고 느낍니다.

아내도 빨리 병원에 가라고 재촉했습니다. 오랫동안 건강검진 같은 것도 전혀 받질 않아서 하는 수 없이 병원에 가서 검사를 받기로 결심했습니다.

병원에 가는 데, 결심까지 필요한 이유는 현대 의료시스템에 휘말리고 싶지 않았기 때문입니다. 이 시스템에 휘말리면 결국 담배를 끊으라는 둥 단맛 나는 음식을 피하라는 둥 행동을 제한받기 마련입니다. 코로나로 자숙하는 상황에 한층 더한 자숙이 '강요'되는 것이나 마찬가지입니다.

왜 의료시스템에 휘말리는 일을 이토록 고민하는가에 대해서는 나중에 자세히 설명하겠지만 그 일로 아내와 대립하는 것도 어른스럽지 못하므로 결국 병원에 가기로 결심했습니다.

일단 의료시스템에 휘말리기 시작하면, 즉 병원에 가면 그 후에는 '도마 위에 오른 잉어'가 됩니다. 모든 것을 맡기는 수밖에 없습니다. 그 점은 각오하고 있었습니다.

26년 만에 도쿄대학병원에서 진찰받다

진찰을 받기 위해 나카가와 케이이치 선생과 상담했습니다. 나카가와 케이이치 선생은 도쿄대학 의학부 부속병원에서 근

요로 선생님, 병원에 가다

무하며 암 방사선 치료가 전문인데, 종말기 의료(말기 환자의 정신적 육체적 고통 완화에 중점을 둔 치료)에도 조예가 깊고 《자신을 산다－일본 암 치료와 사생관》이라는 책을 저와 함께 쓰기도 했습니다.

저야 82세 노인이니 큰 병이 있으면 그대로 종말기 의료로 들어갈지도 모릅니다. 그건 또 그 나름대로 잘된 일입니다.

또 나카가와 선생은 저 같은 '의료계 괴짜'를 대처하는 방법도 잘 알고 있습니다. 그런 부분도 안심이 되었습니다. 그래서 6월 12일 나카가와 선생에게 연락해 보기로 했습니다.

그 무렵 제 증상은 1년간 체중이 15킬로그램 감소한 것 외에 컨디션이 좋지 않고 기운이 없으며, 의욕이 나지 않는 뚜렷한 원인을 알 수 없이 몸 상태가 이상한 정도였습니다. 체중이 어째서 10킬로그램이 넘게 줄었는지 이유는 알지 못했습니다.

6월 중에는 여러 가지로 바쁘고 그때는 급한 일이라고는 생각지 못했기 때문에 조금 여유가 생기는 7월에 진찰을 받을 수 있는지 상담했습니다.

그런데 바로 그 후 7월부터의 일정이 여러 건 잡히면서 꼼짝도 못할 상황이 되었습니다. 그래서 6월 20일 지나 다시 진찰 일정을 조정하여 6월 26일 도쿄대학병원 나카가와 선생의 진료를 예약했습니다. 도쿄대학병원에서 진찰을 받는 것은 25년 만이었습니다.

지금 생각해보면 그날 진찰을 받지 않았더라면 자력으로 병원에 가는 일은 불가능했을지도 모릅니다.

진찰일 직전 3일 동안 유난히 졸음이 쏟아져 고양이처럼 내내 잠만 잤기 때문입니다.

6월 24일 친구가 운전하여 가마쿠라에서 혼고에 있는 도쿄대학병원까지 데려다주었습니다. 나카가와 선생의 지시로 심전도와 혈액 검사를 받았습니다. 심전도를 측정해준 검사기사가 별다른 말도 하지 않고 표정 변화도 없길래 특별히 '심장에 이상은 없나 보다' 하고 그때는 생각했습니다.

그 후 나카가와 선생 방으로 가서 문진을 받았습니다. 혈액 검사에서는 당뇨병 수치가 높게 나와서 다음 진료 예약을 잡고 아내, 비서들과 함께 병원 대기실에서 기다렸습니다.

도쿄대학병원이 있는 혼고에서 가까우니 오차노미즈에 있는 야마노우에 호텔의 오래된 튀김집(덴푸라토 와쇼쿠 야마

요로 선생님, 병원에 가다

노우에, てんぷらと和食 山のうえ)식사하러 갈까 같은 이야기를 할 정도로 그날은 곧바로 돌아갈 수 있으리라 생각하고 있었습니다.

생사를 헤매다가 속세로 돌아오다

그런데 다급한 발걸음으로 나카가와 선생이 찾아왔습니다.

"요로 선생님, 심근경색입니다. 순환기내과 의사에게 말해놓았으니 움직이지 말고 계세요"라고 하더니 그날 곧바로 심장 카테터 치료를 받게 되었습니다. 그때는 반쯤 잠든 상태였던지라 전후 상황이 잘 기억나지 않습니다. 구체적으로 어떤 치료가 이루어졌는지는 제2장에서 나카가와 선생이 자세히 설명해드릴 테지요.

카테터 치료 후에는 ICU(집중치료실)에서 이틀 정도 있다가 순환기내과 일반 병동으로 옮겼습니다. 카테터 치료 전후나 ICU에서 있을 때는 의식이 흐릿하여 지장보살 비슷한 환각도 보았습니다. 그 지장보살이 아미타불이었는지도 모릅니다.

병원에서 나가는 길은 두 가지입니다. 한 가지는 아미타불의 '마중'을 받으며 타계로 가는 길이고 또 하나는 속세로 돌아가는 길입니다. 오늘날 병원은 주로 후자의 기능이 큽니다. 전자의 기능은 호스피스라고 부르는 종말기 의료가 담당하고 있습니다. 예전에 병원이 절이나 교회에 속해 있던 것은 이런 기능이 컸기 때문입니다.

한데 저는 아미타불의 눈에 들지 못했는지 제가 나온 병원 출구는 속세로 향해 있었습니다.

어른이 되고 나서 2주나 입원한 건 이번이 처음입니다. 어렸을 때 이질(이질균에 의한 감염증) 때문에 입원한 적이 있습니다. 전쟁이 끝나기 전이었는데, 그 무렵 가나가와현 쓰쿠이군 나카노초(현재는 사가미하라시 미도리구)에 살았습니다. 2016년 '사가미하라 장애인 시설 상해 사건'이 있던 쓰쿠이 야마유리엔(津久井やまゆり園; 2016년 7월 26일 가나가와 현립 지적장애인 복지시설인 야마유리엔에서 전 직원이 19명을 살해하고 26명에게 중경상을 입힌 집단 살상사건이 일어남)이 있는 곳입니다.

어머니의 본가가 있는 곳으로 조부모와 이모가 계셨습니다. 산 중턱에 자리 잡은 외가에는 수도가 없었기에 산에서 물을 끌어다 썼습니다. 그 탓에 이질이 유행했고 조부모와 이모도 이질로 세상을 떠나셨습니다.

그때 함께 이질에 걸린 저는 가마쿠라로 돌아와 어머니의 지인인 여의사 선생님이 있는 병원에 입원하여 겨우 목숨을 건졌습니다. 어렸을 때부터 감염증이 낯설지 않은 환경에서 살았습니다.

언제 퇴원했는지 확실히 기억나진 않지만, 1944년 봄이었던 듯합니다.

언제 죽어도 이상하지 않았다

이질로 입원했던 때를 떠올려보면 언제 죽어도 이상할 게 없다는 생각이 듭니다. 주치의인 나카가와 선생은 이번에 제 체중이 15킬로그램 줄었다는 말을 듣고 당뇨병이나 암을 의심한 모양입니다. 검사 결과 체중 감소 원인은 아무래도 당뇨병인지, 온몸 구석구석 검사해 봐도 암은 발견되지 않았습니다.

암은 나이가 들면 발병률이 높아지는 병입니다. 이제껏 암 검진을 한 적 없으니 82살에 암 한두 개쯤 있는 상태라 해도 놀라울 것이 없습니다.

그런데 검사를 받지 않고, 또 병원에 가지 않으면 암이 있는지 없는지는 알 수 없습니다. 나카가와 선생은 저보다 훨씬 젊은 데도 방광암으로 진단받아 큰 충격을 받았다더군요. 그러니 저 같은 병원 거부자로서는 아예 검사를 받지 않는 편이 낫다는 생각이었습니다.

만약 이번에 암이 발견되었다면 그건 그것대로 또 성가셨을 테지요. 입원하여 여러 검사를 받았는데, 대장 내시경 검사에서는 대장 폴립이 발견되었습니다. 암으로 발전할 가능성이 있다고 했지만 그냥 지켜보기로 했습니다.

하지만 막상 암이 되면 가족은 그저 지켜보게 내버려 두지 않을 테니 방사선 치료 정도는 해볼 수도 있겠지요. 수술은 스트레스가 크므로 택하지 않을 것입니다. 항암제도 스트레스가 버거운 수준이면 하지 않을 생각입니다.

그래서 담당 의사가 "암은 제거할 수 있는 한 제거해봅시다"라는 타입이면 곤란해집니다. 물론 환자에게는 치료법을 선택할 권리가 있지만 주치의와 환자의 의견이 다르면 안 그래도 힘든 치료에 공연히 스트레스만 더해집니다. 그러니 어떤 의사에게 진료를 받을지 선택하는 일은 매우 중요한 부분입니다.

의사를 선택하는 기준은 '궁합'입니다. 요즘 의사는 표준화되어 기본적으로 누가 주치의가 되든 동일한 치료가 이루어집니다.

하지만 사람에게는 좋고 싫음이 있기 마련이므로 궁합이 중요합니다. 남편과 아내, 교사와 학생의 관계에서도 마찬가지입니다.

또 한 가지, 의사를 선택할 때는 가치관이 비슷한지도 중요합니다. 예컨대 더는 연명을 희망하지 않는 환자에게 주치의가 연명을 권한다면 스트레스가 되겠지요.

치료는 그만하고 싶다는 제게 '그럼 이쯤하고 이제 상황을 좀 지켜봅시다'라고 말해주는 의사여야 한다는 뜻입니다.

이런 저와 궁합이 잘 맞고 가치관이 비슷한 의사는 그다지 없으나 나카가와 선생은 그 기대에 부응해 주었습니다. 여러모로 큰 신세를 졌습니다.

정보화되는 현대 의료의 함정

궁합이 좋은 나카가와 선생에게 진료를 받아 극심한 스트레스 없이 병원에서 지낼 수 있었습니다. 나카가와 선생 외에도 다른 의사, 간호사의 대응도 좋았습니다.

하지만 될 수 있으면 병원에 가고 싶지 않다는 마음에는 변함이 없습니다.

나카가와 선생에게는 미안한 말이지만, 앞서 언급한 것처럼 현대 의료에 일단 발을 디디면 현대 의료시스템에 휘말릴 수밖에 없기 때문입니다.

현대 의료는 통계가 지배하는 세계입니다. 예를 들어 암 5년 생존율이라는 말이 있습니다. 5년 생존율은 암이 완치되었다고 판단하는 숫자입니다. 환자들로부터 모은 이런 숫자를 자료 삼아 정보화한 것이 현대 의료입니다. 이른바 의료의 IT화(Information Technology, 정보기술) 그리고 목표는 의료의 AI화(Artificial Intelligence, 인공지능)입니다.

제가 도쿄대학 의학부에 있을 무렵에는 그렇지 않았으므로 의료는 경험에 의존할 수밖에 없었습니다. 청진기로 가슴소리를 들어보고 직접 눈으로 얼굴색을 살펴보는 일이 매우 중요했습니다.

그 시대의 의료가 정보화된 의료로 변화해 간 시기는 1970대쯤부터가 아닐까 싶습니다.

의료의 IT화가 진행되면서 사라진 것도 있습니다. 살아있는 존재로써의 신체보다도 의료 데이터를 중시하게 되었습니다. 이 점을 계속 밀고 나가다 보면 우리 신체는 전부 관리 하에 있을 수밖에 없습니다. 25년 전 도쿄대에서 이런 점에 대해 강의했던 생각이 납니다.

그 강의에서 말했듯이 의료 정보화는 진행됐습니다. 요즘에는 컴퓨터 화면만 보는 의사도 있습니다. 이는 당연한 일입니다. 데이터화되지 않은 가슴소리, 얼굴색은 진료를 방해할 뿐입니다.

반대로 말하면 인간의 관찰력을 신용하지 않는다는 의미입니다. 그런데도 숫자에 근거한 이론을 신용한다니 이상하지요. 그 이론도 인간의 머리에서 나온 것이니까요.

현대 의료가 다루는 건 인공 신체

　의학, 생물학을 비롯하여 다양한 학문은 제가 해온 해부학 방법이 기초가 됩니다. 그 바탕에 '사물을 본다'라는 개념이 있습니다. 구체적으로 사물을 본다는 것은 대체 어떤 의미일까요?

　정보화되기 전 의학에서는 사람 그 자체를 보는 일을 중시했습니다. 그러고 보니 도쿄대병원에서 구술시험을 진행했을 때가 생각납니다.

　머리뼈 두 개를 책상 위에 놓고 학생들에게 '이 두 뼈의 차이점을 말해보시오'라고 한 시험이었습니다.

　그러자 한 학생이 1분 정도 곰곰이 생각하더니 "선생님, 이쪽 뼈가 더 큽니다"라고 대답했습니다.

　사람의 뼈는 한 사람 한 사람 다 다릅니다. 그 학생에게는 크기 외의 차이는 눈에 들어오지 않았달까, 눈앞의 사물을 보고 생각하는 습관이 전혀 없었다는 의미입니다. 당시 기준으로 의사 자질이 부족하다고 해도 과언이 아닙니다. 하지만 오늘날엔 그런 학생도 의사가 될 수 있을지도 모릅니다.

예전 의료에서는 현실의 신체를 다루었지만, 오늘날 의료는 인공 신체를 다룹니다. 현실의 신체는 본래 존재하는 것입니다. 반면에 '인공'이라는 것은 머릿속에서 만들어진 것입니다. 인공 신체만 보다 보면 현실의 신체는 노이즈투성이로 보일 뿐입니다.

의료 IT화가 진행되면 노이즈는 철저히 배제되고 통계 데이터에 기초한 확률에 지배받게 됩니다. 병명을 특정할 때는 확률이 더 높은 쪽부터 확인해 나가고 치료법 또한 더 확률 높은 치료법을 택합니다.

이번에 병원에 갔을 때도 나카가와 선생은 우선 15킬로그램 체중 감소라는 증상으로 당뇨병과 암을 의심했습니다.

심근경색이 발견된 것은 혹시 몰라 찍어본 심전도에서 이상 파형이 나타났기 때문이라고 합니다. 심근경색은 보통 극심한 가슴 통증이 있는데, 저는 전혀 통증을 느끼지 않았습니다. 어쩌면 제가 알아채지 못했을지도 모릅니다.

이처럼 통계 데이터를 중시하는 의료에서는 확률이 낮은 쪽은 아예 없는 것으로 취급하기도 합니다.

차이를 무시하는 통계 데이터

저는 담배를 피웁니다만, 흡연자는 암에 걸리기 쉽다는 데이터가 있습니다. 57살 때 폐암이 의심된 적이 있는데, 흡연자인지라 당시엔 검사 결과가 나오기까지 폐암일 가능성도 각오하고 있었습니다. 결국 폐암은 아니었습니다.

암 발병 요인은 한 가지가 아닙니다. 암이 발병하는 구조는 실로 복잡합니다. 그럼에도 불구하고 암 예방을 위해서 복잡성을 지워버리고 단순화하여 인과관계를 좁혀가기만 하는 느낌입니다.

통계로 얻은 데이터는 이런 목적으로 쓰일 수도 있기에 때에 따라 원인을 한 가지로 특정하기도 합니다.

인간을 흡연자와 비흡연자로 나누고 어느 쪽에서 암 발병률이 높은지 조사합니다. 그 결과 담배를 피우는 사람 쪽이 암에 걸릴 확률이 높다는 것을 알게 됩니다. 이로 인해, 흡연과 암의 인과관계가 '실증'됩니다.

통계는 각 증상 사례의 차이를 평균화하여 숫자로 도출하는

데 목적을 두고 데이터로 만듭니다. 다시 말해 통계에서 차이는 '없는 것'으로 무시할 수밖에 없습니다.

차이는 노이즈입니다. 앞서 '현실의 신체는 노이즈투성이'라고 했는데, 통계를 중시하는 의료에서는 데이터로 읽어낸 내가 진정한 나이며, 자신의 신체는 노이즈가 되어 버립니다.

본래 의료는 신체를 가진 인간을 돌보고 치료하는 일입니다. 그런데 환자의 신체가 노이즈로 치부하는 것은 아무래도 이상합니다.

통계는 사실을 추상화하고 그 의미를 논하기 위한 수단에 불과합니다. 통계 그 자체의 잘못이 아니라 결국 그것을 어떻게 사용하는지가 문제입니다.

도시에서는 의미가 있을지도

통계는 '의미를 논하기 위한 수단'이라고 했는데, 의미는 본디 존재하는 것이 아닙니다.

도시에 살다 보면 모든 것에 의미가 있는 것처럼 느껴집니다. 그것은 주변에 의미가 있는 것들만 두기 때문입니다.

도시의 아파트에 산다고 생각해봅시다. 방에 놓인 텔레비전, 책상, 소파 눈길이 닿는 모든 것에는 의미가 있습니다. 이따금 아무 쓸모없는 무의미한 것이 있어도 '단샤리(斷捨離; 불필요한 것을 끊고 버리고 집착에서 벗어난다는 의미로 불필요한 물건을 줄이려는 생활 방식)'라며 정리해 버립니다. 그것을 온종일 보고 있으면 세계는 의미로 넘쳐난다고 생각하기 마련입니다. 이에 익숙해지면 이윽고 의미가 없는 존재를 인정하지 못하게 됩니다.

모든 것에 의미가 있는 도시라 불리는 세계를 만들어내 그 안에서 인간이 살게 됐기 때문에 그런 생각이 드는 것입니다. 도시에서는 의미 있는 것만 경험할 수 있습니다.

하지만 현실은 그렇지 않습니다. 산에 가서 벌레를 보고 있노라면 모든 것에 의미가 있다는 생각은 오해구나, 금방 깨닫습니다. 벌레를 잡다가 '왜 이렇게 이상한 벌레가 있을까?'라고 느끼는 일이 비일비재합니다. 이 같은 감각에는 의미가 없습니다. 눈에 보이는 세계가 변화했음을 전해줄 뿐입니다. 의미는 감각에 직접 주어지는 것(감각 부여)으로부터 뇌 안에서 새로이 만들어지는 것입니다.

도시는 바로 그 전형으로 도로도 건물도 도시의 인공물은 모두 머리로 생각해내 배치한 것입니다. 자기 안의 것이 밖으로 표출된 것입니다. 사람이 만든 것은 모두 머릿속의 '투영'입니다.

도시화가 진행될수록 주변에는 인공물밖에 남지 않아 머리로 생각한 것들 속에 인간이 갇혀버리는 상태가 됩니다. 도시화며 통계화, 추상이든 해석이든 머리로 생각하는 행위 안에서 진행돼온 것들입니다.

암에 걸린 사람이 많다는 사실이 있고 그것을 파악하기 위해 개별 데이터를 취사선택하여 모은 후 특정한 순서로 추상화합니다. 추상화한 데이터는 현실 해석에 이용되며 암 예방을 위한 기초정보로 쓰입니다.

과거 의료로 돌아갈 수는 없다

암을 예방하기 위해서는 금연이 무척 중요하다고 알려져 있습니다. 나카가와 선생에 따르면 흡연자는 방광암에 걸릴 확률이 두 배, 폐암에 걸릴 확률이 다섯 배 높다고 합니다. 데이터 해석으로써는 틀림없겠지요.

하지만 담배를 하루에 한 갑(20개비) 피우는 사람과 사흘에 한 갑 피우는 사람은 어떨까요? 스무 살에 담배를 피우기 시작해서 마흔에 끊고 지금 예순인 사람은요? 흡연자라고 다 같지 않습니다. 그야말로 천차만별입니다. 그것을 하나로 뭉뚱그려 전체의 수치를 내고 확률을 제시하는 것이 통계 데이터입니다.

나카가와 선생은 담배를 피우지 않는데도 방광암에 걸렸습니다. 담배와 인연이 없는 사람이라도 암에 걸립니다.

그렇다면 의료에서 통계를 부정해도 되느냐, 그건 불가능합니다. 그러기를 바란대도 과거 의료로 돌아갈 수는 없습니다. 오늘날 병원에 가는 것은 이 의료시스템에 완전히 들어가는 일입니다. 이런 이유로 2020년 6월 병원에 가야 할지 말지 그토록 고민한 것입니다.

한편 미래 의료는 개인에게 맞춘 의료, 오더 메이드 의료가 된다고 합니다. 그러려면 방대한 정보량이 필요하겠지요. AI

화가 진행되어 머지않아 그런 시대가 올지도 모르겠지만 지금은 과도기, 즉 과거 의료와 미래 의료의 중간 지점입니다.

그 중간 지점에서는 어떻게 하면 좋을까요? 신형 코로나 대책으로 저마다 다른 주장을 내세우며 결국 어떤 대처법이 옳은지 확실히 정하지 못한 상태로 1년 넘게 이 감염증은 종식되지 않고 있습니다.

확실히 정해지지 않는 것이 당연합니다.

누군가 한 가지 논리로 정하지 않으면 확실히 결정지을 수 없습니다.

개인의 의료 결정도 마찬가지입니다. 자신이 정해야 합니다. 그런데 보통은 이런 결정에 필요한 지식을 충분히 갖고 있지 않습니다.

스스로 결정하기 위해서 세컨드 오피니언(납득할 수 있는 치료법을 선택할 수 있도록 담당의와는 별개로 다른 의료기관 의사에게 '제2의견'을 듣는 일)이라는 제도도 있지만 병에 대한 지식이 충분치 않으면 결국 확률 높은 쪽을 택할 수밖에 없습니다.

데이터보다 몸의 소리를 들어야

의사도 데이터만 보다 보면 '확률적으로 당신은 이러하니 이 치료법이 최선입니다' 하는 식이 되고 맙니다.

사실은 치료받으며 일을 계속하고 싶다든가 가족과의 관계 같은 환자 개인의 사정에 귀 기울이며 그에 맞춰 치료방침을 세우는 것이 중요합니다. 나카가와 선생은 이런 유형의 의사지만 실제로는 데이터에 편승해 쉽게만 가려는 의사가 압도적으로 많은 듯합니다.

통계 데이터는 어디까지나 판단을 위한 한 가지 자료일 뿐입니다. 앞으로 의료시스템에 AI가 본격적으로 도입되더라도 그 점은 바뀌지 않습니다.

만약 최종적인 판단을 AI에 맡기는 의사가 나온다면 그야 어쩔 수 없겠지요.

어떤 신체 상태가 나타나는 요인은 복합적입니다. 건강검진에서는 전혀 이상이 없었는데, 어느 날 갑자기 쓰러지기도 합니다.

혈압, 혈액 검사 수치처럼 신체 상태에서 정보화되는 것은 극히 일부에 지나지 않습니다. 그래서 예상치 못한 병이 발견되기도 하는 것입니다. 저처럼 가슴에 강한 통증이 전혀 나타나지 않는 심근경색도 그 가운데 하나겠지요.

수치에 눈을 빼앗기면 건강을 위해서는 그것만 중요하다고 믿게 됩니다. 건강검진으로 일희일비하는 사람은 바로 이 덫에 빠져있는 셈입니다.

물론 저처럼 건강검진을 받지 않기를 권하는 바는 아닙니다. 다만 데이터만 보고 있으면 병에 걸리지 않는다는 논리에서 벗어날 필요는 있습니다. 꽤 어려운 부분입니다.

이런 상황을 생각해봅시다. 자기 몸의 이변을 알아채고 어쩌면 암일지도 모른다는 생각이 들어 인터넷에서 검색했더니 '10만 명에 1명'이라는 숫자가 나왔습니다. 확률이 낮으니 '이건 아닐 거야'라고 생각할지도 모릅니다. 몸의 이변을 감지했으면서도 결과적으로 무시해버리는 꼴입니다. 이는 위험합니다.

제가 깊은 고민 끝에 병원에 가기로 결심한 것은 몸 상태가 좋지 않아 어쩔 도리가 없었기 때문입니다. 앞서 언급했듯이 병원에 가기 전 사흘 동안 너무 잠이 쏟아져서 거의 누워만 있었습니다.

그것이 몸의 소리였습니다.

동물은 의미가 아니라 감각만으로 살아갑니다. 고양이가 볕이 잘 드는 곳에 있는 이유는 그곳에 있으면 기분 좋기 때문입니다. 모든 고양이를 보지는 않았지만 적어도 우리 고양이(마루)는 솔직합니다. 거기 있고 싶으니 거기 있습니다. 몸의 소리에 따라 살아갑니다.

단, 몸의 소리를 듣기 위해서는 자신이 '완벽히 자연 상태'여야 합니다. 저는 꽃가루 알레르기가 있는데 증상이 심해져도 지금까지 약을 먹지 않았습니다. 약으로 증상을 억제하면 몸의 소리가 들리지 않게 될까 봐서 이었습니다.

하지만 이번처럼 병원에 가서 의료시스템에 휘말리게 되면 의사가 처방하는 약을 먹어야 합니다. 퇴원 후에는 어쩔 수 없이 처방 약을 매일 챙겨 먹고 있습니다. 자기 몸은 자기만의 것이 아니므로 이 또한 어쩔 수가 없습니다.

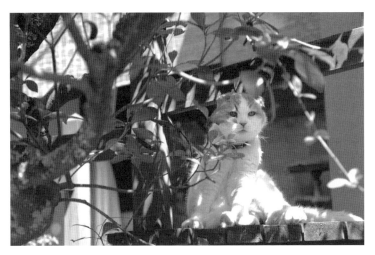

요로 선생님의 애묘 마루도 햇볕이 잘 드는 곳에서 느긋하게 있기를 좋아한다. 기분 좋은 곳이 어딘지 감각적으로 알 수 있습니다.

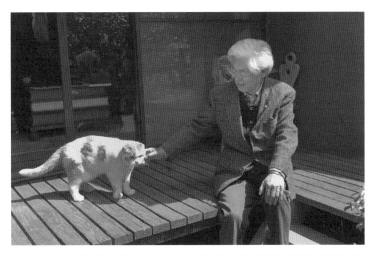

우드 데크에서 여유로운 시간을 보내는 요로 선생님과 마루. 적당한 거리감 유지가 고양이와 잘 지내는 비결일지도 모릅니다. (두 사진 모두 2020년 3월 26일 촬영)

앞으로도 의료와는 먼 삶

왜 병원에 가기 싫어하는지 여러 이유를 늘어놓았으나 이번에는 의료의 도움을 받은 것에 감사하고 있습니다. 원칙적으로 의료에 휘말리고 싶지 않다는 마음은 지금도 변함이 없습니다.

나카가와 선생도 말했지만, 검사를 7월에 받았다면 이미 세상을 떠났을지도 모릅니다.

원래 도쿄대병원은 어느 의사든 가망이 없다고 포기해버린 환자가 마지막 희망으로 찾아오는 곳이었습니다.

아무튼 이번에는 살아서 돌아왔습니다. 그뿐만 아니라 병원 거부자인 제가 다시 입원하고 백내장 수술도 받았습니다.

덕분에 안경 없이 책을 읽을 수 있게 되었습니다. 책 읽기가 일의 일부인지라 이 점은 무척 도움이 됩니다.

백내장 수술을 받아서 나카가와 선생 같은 주변 사람은 의료에 대한 제 생각이 바뀌지 않았을까 했지만, 사실 아무것도 달라지지 않았습니다. 앞으로도 몸의 소리에 귀를 기울이며 몸 상태가 나빠지면 의료의 도움을 받을 테고 그러지 않을 때는 의료와 거리가 먼 삶을 살아갈 것입니다.

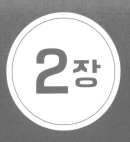

2장

제자 의사가 심근경색을 발견하다

요로 선생님, 도쿄대병원 입원

나카가와 케이이치

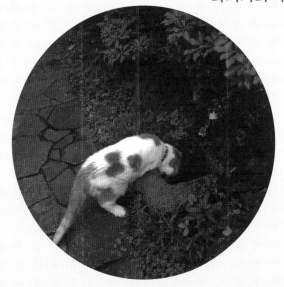

요로 선생님의 신년회에 초대받은 이유

저와 요로 선생님은 원래 스승과 제자 관계입니다. 제가 도쿄대학 의학부에서 공부할 때 요로 선생님은 해부학 수업 교수이셨습니다.

해부학은 기초연구, 즉 임상의학을 공부하기 위한 기초 학문 가운데 하나입니다.

도쿄대학, 특히 의학부는 어떤 의미에서 보면 우수 인재가 모인 곳이니 학생 대부분은 특별히 수업을 듣지 않아도 교과서를 정독하는 것만으로도 기초적인 내용은 어느 정도 이해할 수 있습니다. 그러니 요로 선생님 강의를 열심히 듣지 않는 학생도 분명 있었을 것입니다.

하지만 제게 요로 선생님 수업은 굉장히 흥미로웠습니다. 해부학에서 벗어나, 갑자기 땃쥐 잡는 법 이야기를 해주시기도 하고 '골반은 제2의 뇌다'라고 말씀해주셨던 기억이 여전히 선명합니다.

그 이야기들은 이른바 의사로서 지녀야 할 폭넓은 교양이었습니다. 그 교양을 요로 선생님은 가르쳐 주셨습니다.

제가 의사가 된 후에는 요로 선생님과 책을 공동 집필하기도 하고 텔레비전 프로그램에서 대담을 진행하는 등 함께할 기회가 많아 가깝게 지내고 있습니다.

그런 제가 2020년 1월 요로 선생님 그리고 작가 등 친한 인사들이 모이는 신년회에 초대를 받았습니다. 이 책의 특별 기획인 대담(제5장)에 참여해주신 야마자키 마리 씨도 신년회 멤버 중 한 분입니다. 해마다 모이는 신년회에 제가 참석하기는 그때가 처음이었습니다.

이야기를 나누다가 '왜 신년회에 나를 초대하게 되셨을까'라는 화제가 나왔습니다. 누가 한 말인지는 기억나지 않지만, 신년회 참가자도 매년 나이를 먹어가고 언제 아플지 모르니 의사 한 사람쯤 있으면 좋지 않겠냐, 이런 내용이었습니다.

나중에 야마자키 마리 씨에게도 확인해보니 신년회 멤버 중에는 요로 선생님처럼 병원 거부자가 많은 모양으로 '자주 병원에 갈 법한 사람은 한 명도 없고 다들 병원에 가지 않고 스스로 치료하는 스타일이라 이제 의사 한 명쯤 모임에 넣으면 어떨까'라는 이야기가 있었다고 합니다.

술이 들어간 자리니 농담이 섞여 있었지만 어쩌면 이 신년회에서 얼굴을 마주한 사람들과 정말 의료 상담을 할 수도 있겠구나, 정도는 생각했습니다.

요로 선생님에게서 온 상담 메일

결과적으로 신년회 멤버 중 상담 1호 환자는 요로 선생님이었습니다. 종종 선생님 지인의 의료 문제로 말씀을 드린 적은 있어도 요로 선생님 본인의 몸이 좋지 않아 상담을 해드리기는 처음이었습니다.

신년회 당시에는 무척 건강하셨기 때문에 설마 선생님께 별다른 질병이 있으리라고는 생각지도 못했습니다.

신년회 다음으로 뵌 것은 같은 해 3월 26일 가마쿠라에 있는 선생님 댁이었습니다. 제 책《의사에게 암을 진단받고 맨 처음 읽는 책》에 수록된 대담 녹취를 위한 방문이었습니다.

이 대담은 '고양이 시점에서 암에 대해 생각하다'라는 주제였는데, 선생님과 저, 두 사람 모두 애묘인이기에 가능한 기획이었습니다. 물론 이때의 방문 목적은 요로 선생님의 애묘 마루의 사진을 찍기 위한 것도 있었습니다.

이날 출판사 담당 편집자와 작가, 사진기자와 함께 찾아뵈었을 때도 선생님은 매우 활기차 보이셨기에 어딘가 병이 숨어 있으리라고는 짐작도 못했습니다.

그 후 약 두 달이 지나고 6월 12일, 다음과 같은 메일을 받았습니다.

오랜만입니다.

이번에는 지인이 아니라 내 이야기입니다. 작년부터 체중이 줄더니 70킬로그램대에서 50킬로그램대까지 내려가서 아내가 걱정합니다. 코로나 때문에 발이 묶여 그런지 통 기력이 없고 거의 환자 수준입니다.

건강검진 비슷한 건 몇 년이나 하지 않았는데, 아내가 계속 채근하는군요. 7월에 들어가면 시간에 여유가 좀 생기니 검사할 만한 병원을 추천 혹은 소개해줄 수 있나요?

자각증상 같은 건 따로 없지만 백내장, 당뇨는 확실히 있을 것 같습니다.

요로 다케시 드림

당뇨병 또는 암일 가능성

요로 선생님 메일을 받고 마음에 걸린 부분은 '체중이 70킬로그램대에서 50킬로그램대로 줄었다'라는 점이었습니다. 겨우 1년 사이 10킬로그램 이상의 체중 감소는 두 가지 원인을 의심해볼 수 있습니다.

요로 선생님께서 당뇨병이 있다고 하셨으니, 한 가지는 당뇨병에 의한 체중 감소를 고려했습니다.

당뇨병은 음식으로 섭취한 포도당이 혈액에 증가하는 질환입니다. 포도당은 몸을 움직이는 에너지로 사용되는데, 당뇨병이 진행되면 포도당을 에너지원으로 이용하지 못하게 됩니다. 그 결과 음식을 먹어도 에너지가 공급되지 않아 체중이 점점 줄어듭니다.

체중 감소의 또 다른 원인으로 암을 의심했습니다. 암이 증식하는 데는 에너지가 필요합니다. 암세포는 그 에너지를 환자에게서 빼앗아옵니다.

암이 진행되어 암세포가 성장하면 빼앗기는 에너지양도 증가합니다. 이 때문에 급격히 체중이 감소합니다.

체중 감소의 원인이 당뇨병인지 암인지는 병원에서 자세히 검사해보지 않고는 판단할 수 없습니다.

특히 암이라면 검사는 당연히 빠를수록 좋습니다. 그러던 와중에 요로 선생님의 두 번째 메일이 도착했습니다.

미안하지만, 갑자기 일이 몰려와 7월에는 꼼짝도 못하게 됐습니다. 가까운 시일에 6월 말은 어떤가요?
20일 지나서는 꽤 여유가 있습니다.

요로 다케시 드림

결과적으로 요로 선생님은 6월 24일 도쿄대병원 제 외래 진료로 오셨습니다. 이제 와 생각해보니 7월까지 기다렸다면 어떻게 됐을까, 상상조차 되지 않습니다.

검사에서는 폐암이 의심됐지만...

도쿄대병원에서 제가 가장 먼저 요로 선생님을 진찰했습니다. 그래서 나중에 다른 몇몇 사람에게 "나카가와 선생이 요로 선생님 주치의인가요?"라는 질문을 받았습니다.

저는 암, 그것도 방사선 치료가 전문입니다. 요로 선생님 병이 암이라면 제가 진찰하고 수술이 필요한 경우 외과 의사에게 상담하게 됩니다. 만약 당뇨병이라면 당뇨병 담당 의사에 진찰을 받게 되지요.

그런고로 제가 주치의 같은 역할을 하긴 했지만, 저는 맨 처음 진찰을 했을 뿐 치료에 직접 관여하지는 않았습니다. 주치의라기보다 오케스트라의 지휘자 역할에 가깝지 않았을까 생각합니다.

다시 요로 선생님의 외래 진료 이야기로 돌아가 보겠습니다. 제 앞에 앉은 선생님은 컨디션이 무척 안 좋아 보였습니다. 문진 중에도 발음이 분명치 않아 무슨 말을 하는지 알아듣기 어려운 상태였습니다.

의사로서 먼저 할 일은 어떤 질환인지 특정하는 것입니다. 무슨 병인지 찾아내기 위해 가슴부터 골반까지 CT 촬영(컴퓨터 단층촬영)을 진행했습니다. CT 영상으로 확인 가능한 암이라면 이 검사에서 발견하게 됩니다.

혈액 검사와 심전도 검사도 이루어졌습니다. 당뇨병은 심질환 위험을 높이므로 심장에 이상이 없는지 확인할 필요가 있었습니다.

혈액 검사로는 당뇨병 수치(혈당치와 헤모글로빈A1c)와 함께 각종 종양 표지자도 살펴봤습니다.

종양 표지자는 암이 진행되면 혈액 내에 증가하는 물질로 암이 의심되는지 판단할 때 지표가 되는 수치입니다.

예컨대 CEA라는 종양 표지자 수치가 높다면 대장암이나 폐암 등이 의심되고 CA19-9라는 종양 표지자가 높게 나타나면 췌장암, 담관암, 담낭암 등일 수 있습니다.

10종 이상 확인해 본 결과 종양 표지자 중 SCC에서 기준치보다 다소 높은 수치가 나타났습니다.

SCC는 폐의 편평상피암의 종양 표지자인데, 요로 선생님은 흡연자여서 검사에 포함한 항목이었습니다. 수치가 높다고는 해도 추가 검사로 자세히 살펴보니 양호한 수준이었습니다. 그래도 암일 가능성이 사라진 것은 아니었지요.

혈액 검사에서는 혈당치와 헤모글로빈A1c 수치가 높다는 것이 확실해졌습니다. 무엇보다 요로 선생님 스스로 당뇨병이라는 인식이 있었기에 이는 예상했던 결과였습니다.

심전도에서 심근경색이 확인되다

심전도는 심장이 박동할 때 흐르는 전기를 파형으로 기록한 것입니다.

심전도 한 장에는 12종류의 파형이 기록되는데, 이는 심장을 흐르는 전기를 12방향에서 관찰하기 때문입니다.

심전도로는 부정맥을 포함하여 협심증 발작, 심근경색, 심근증 같은 심장질환을 확인할 수 있습니다.

당뇨병이 진행되면 심근경색 위험이 커지므로 요로 선생님의 경우 심전도를 주의 깊게 살펴볼 필요가 있었습니다. 그 결과 실제로 이상이 발견되었습니다.

심각한 정도는 아니었지만 심전도에 'ST 상승' 파형이 미세하게 나타났습니다.

ST 상승은 심근경색이 발생했음을 나타내는 파형입니다. 저는 우관상동맥이 막힌 하벽 심근경색을 의심했습니다.

관상동맥은 심장에 혈액을 보내는 가장 굵은 혈관으로 우관상동맥과 좌관상동맥(중간에 두 갈래로 나뉨)이 있습니다. '하벽'은 심장에 있는 우심실과 좌심실 중 좌심실 바닥 부분입니다. 이 부분의 관상동맥에 경색, 즉 혈관 막힘이 의심되는 상황이었습니다.

심근경색인지 정확히 판단하려면 혈액 검사가 필요했기에 저는 전화로 혈액 검사 항목을 추가하도록 지시했습니다.

이때 요로 선생님은 이미 진찰실을 나선 후였지만 채혈은 그전에 끝났기 때문에 추가 검사가 가능했습니다.

검사 결과, 확실히 심근경색이 발생한 상태임을 알게 되었습니다.

혈액 검사에서 추가로 지시한 사항은 '심근 일탈효소'라는 항목입니다. 심근의 단백질과 효소가 혈액으로 빠져나가서 심근경색이 발생했는지 확인할 수 있습니다. 몇 가지 심근 일탈효소 가운데, 고감도 심근 트로포닌I(cTnI)에서 이상 수치가 나타났습니다.

심근경색은 관상동맥이 막혀 심장으로 혈액이 가지 못하는 심장병입니다. 관상동맥이 완전히 막혀버리면 심장에 효소를 보낼 수 없어 심근 세포가 괴사하게 됩니다. 최악의 경우 사망에 이릅니다.

혹시 이런 의문이 생기지 않으셨나요? 심근경색이면 가슴에 심한 통증을 느낀다고 하던데 선생님은 왜 그렇지 않았을까요?

극심한 가슴 통증은 대표적인 심근경색 증상으로 널리 알려져 있습니다. 그런데 요로 선생님은 전혀 가슴 통증 증상을 호소하지 않으셨습니다.

그 원인으로 요로 선생님의 당뇨병을 생각해 볼 수 있습니다. 당뇨병이 진행되면 신경장애가 일어나 통증 감각이 둔해지기도 합니다.

선생님도 당뇨병 때문에 통증 증상이 나타나지 않았던 것일 수 있습니다. 하지만 통증을 느끼지 않아도 심근경색은 분명히 발생한 상태였습니다.

심전도

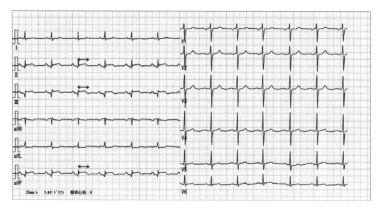

II, III, aVF에 ST 상승이 나타나(←→부분) 심장 '하벽' 경색을 의심

심근 일탈효소(고감도 심근 트로포닌I 등)

채취일	2020/06/24	2020/06/24	2020/06/24	2020/06/25	2020/06/26	2020/06/29
채취 시간	18:00:00	19:03:03	21:00:00	10:16:00	07:33:46	08:05:17
의뢰 의견						
재료명	혈청	혈청	혈청		혈청	혈청
	혈액	혈액	혈액		혈액	혈액
CK	235	264 H	210	168	145	74
CK-MB	17 H	20 H	14 H	12	7	7
고감도 cTnI	17513.2 상한 26.2이므로 이상 수치 H		15879.4 H	12196.8 H	6341.3 H	
(상한 26.2)						

곧바로 심근경색 처치를 해야 하는 긴급사태였으나 이때 요로 선생님은 진찰을 마치고 대기실에 계셨습니다.

대기실에서 요로 선생님은 비서, 동료 몇 분과 함께였습니다. 나중에 들어보니 다 같이 오차노미즈에 있는 야마노우에 호텔 튀김집에 가자는 이야기를 하는 중이었다고 합니다.

몹시 당황한 저는 대기실로 달려가 "요로 선생님, 심근경색입니다. 움직이지 말고 계세요"라고 외치듯 말했다더군요. 정작 저는 기억이 잘 나지 않지만 그 정도로 상황은 긴박했습니다. 그때 그 상태로 움직이셨다면 틀림없이 위험했을 것입니다.

참고로 이때 엑스널리지(X-Knowledge)출판사 편집장도 대기실에 있었습니다. 앞서 언급한 《의사에게 암을 진단받고 맨 처음 읽는 책》교정본 전달 건으로 만날 약속을 했기 때문입니다. 저도 초진에서 그토록 심각한 상황이 되리라고는 생각지 못하고 편집장을 부른 것인데, 그야말로 촌각을 다투는 사태가 되었습니다.

심장의 굵은 혈관이 막히기 시작한 상태

곧바로 순환기내과 의사에게 연락하여 긴급 카테터 검사를 진행했습니다.

카테터 검사는 다리 윗부분 등의 동맥으로 직경 2밀리리터 정도 되는 얇은 관(카테터)을 심장 근처까지 삽입하여 조영제를 주입한 후 엑스레이 촬영을 통해 혈관이 막혔는지 자세히 알아보는 검사입니다.

관상동맥은 우관상동맥과 좌관상동맥이 있는데, 좌관상동맥은 중간에 좌회선동맥, 좌전하행동맥으로 갈라집니다. 요로 선생님은 좌전하행동맥의 맨 아래쪽이 (57쪽 그림2의 숫자 8 앞부분) 100퍼센트 막혀 있었습니다.

이런 상태에서 움직이면 위험할 수 있습니다. 선생님께 '움직이지 말고 계세요'라고 했던 것도 이 때문입니다.

검사 전 3일 동안 요로 선생님은 계속 잠이 쏟아져 거의 누워계셨다고 합니다. 고양이도 몸 상태가 좋지 않을 때 가만히 있듯이 선생님도 몸의 소리에 따라 움직임을 최소화하게 된 것이 아닐까요. 진료시기로 보면 정말 아슬아슬한 시점이 아니었나 생각합니다.

좌전하행동맥 말단은 완전히 막혀있었지만 여전히 혈액은 심장으로 들어가고 있었습니다. 다행히 이 부위 혈관 막힘이 심장으로 가는 혈액을 막을 정도로 큰 영향을 끼치지는 않았습니다.

문제는 좌관상동맥 주간부의 경색입니다. 이 부분도 폐색이 꽤 진행된 상태였습니다. 이 메인 혈관이 완전히 막혀버리면 심장 반쪽에 혈액이 들어가지 않아서 이내 사망에 이릅니다.

카테터 검사를 하면서 스텐트 치료도 진행했습니다. 막힌 혈관을 넓힌 후 스텐트라는 금속관을 그 부분에 삽입하여 다시 혈관이 막히지 않도록 하는 치료법입니다.

폐색이 진행되기 시작한 좌관상동맥을 스텐트 시술로 무사히 넓히면서 위기를 벗어났습니다.

위암, 대장암 발병 위험까지

카테터 검사와 스텐트 시술이 끝나고 요로 선생님은

심장을 지탱하는 '관상동맥'

그림1

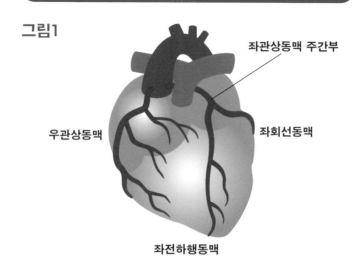

좌관상동맥 주간부

우관상동맥

좌회선동맥

좌전하행동맥

그림2

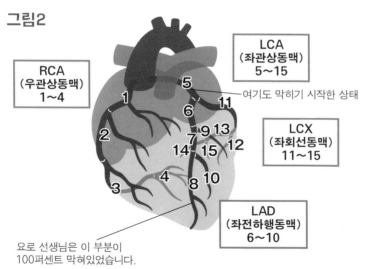

RCA
(우관상동맥)
1~4

LCA
(좌관상동맥)
5~15

여기도 막히기 시작한 상태

LCX
(좌회선동맥)
11~15

LAD
(좌전하행동맥)
6~10

요로 선생님은 이 부분이
100퍼센트 막혀있었습니다.

ICU(집중치료실)에 입원하였습니다. 저도 ICU에 가서 선생님을 뵈었지만 제 전문 분야가 아닌지라 그저 가만히 지켜볼 뿐이었습니다.

다만, 암일 가능성이 완전히 사라진 것은 아니었기에 3일 후 ICU에서 일반 병동으로 옮긴 후에도 여러 검사를 진행했습니다.

위 내시경 검사(소화관 상부 내시)를 통해 위암이 아니라는 사실은 확인했으나 6월 24일 혈액 검사 결과, 헬리코박터균(헬리코박터 파일로리)이 양성이었습니다.

위암 원인의 98퍼센트는 헬리코박터균 감염이라고 알려져 있습니다. 위궤양과 위염 환자를 대상으로 실시한 조사에 따르면, 헬리코박터균에 감염된 사람 중 10년간 위암으로 발전한 비율은 약 3퍼센트였고 감염되지 않은 사람 중에서는 단한 명도 위암으로 발전하지 않았습니다.

헬리코박터균은 위암 발병 위험을 높이므로 양성일 때는 일반적으로 제균 치료법을 권합니다. 항생물질 등의 약을 일주일 정도 먹으며 치료하는데, 이로써 균을 없애게 되면 위암 위

관상동맥 카테터 검사

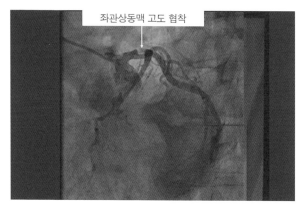

좌관상동맥 고도 협착

화살표 부분에 고도 협착이 보입니다. 이 부위 협착은 광범위 심근허혈을 일으키므로 특히 위험하며 돌연사의 원인이 되기도 합니다.

관상동맥 스텐트 치료

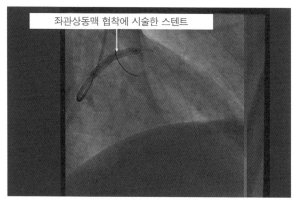

좌관상동맥 협착에 시술한 스텐트

좌관상동맥에 스텐트(금속관)를 삽입하여 좁아진 혈관을 확장하는 시술을 진행하였습니다.

험성은 줄어듭니다.

그런데 헬리코박터균은 보통 면역 체계가 미완성 상태인 5세 전에 감염됩니다. 요로 선생님은 82세에 감염이 확인되었으니 80년 가까이 헬리코박터균에 감염된 상태였던 셈입니다. 하지만 내시경 검사 결과, 위암은 아니었습니다.

물론 앞으로 위암이 발병할 우려가 전혀 없지는 않습니다. 헬리코박터균을 제균할지 말지는 전적으로 요로 선생님 판단에 달려있습니다.

이번 입원 기간에 대장 내시경 검사(하부 소화관 내시)도 이루어졌습니다. 이 검사에서 12밀리미터 대장 폴립이 발견되었습니다.

폴립은 대장 점막에 생긴 혹을 말하는데, 이를 그대로 두면 암으로 발전하기도 하므로 절제하는 것이 일반적입니다.

내시경을 사용해 절제하기 때문에 몸에 부담이 크지 않은 치료법이긴 하나 절제할지 말지는 환자가 결정할 부분입니다.

결론부터 말씀드리자면, 요로 선생님은 헬리코박터균 제균 치료도 대장 폴립 제거도 하지 않으셨습니다.

앞서 선생님 본인이 밝히셨듯이 요로 선생님은 건강검진을 받지 않습니다. 가능한 한 병원을 멀리하며 병원에는 몸 상태가 좋지 않을 때만 가려는 분입니다. 그래서 요로 선생님이 헬리코박터균 제균 치료나 대장 폴립 절제에 과연 어떤 결정을 내리실까 내심 궁금했습니다.

그리고 어느 치료도 받지 않았다는 이야기를 듣고는 역시 요로 선생님이시구나, 하고 감탄했습니다.

경미한 폐기종 또한 발견되다

폐 CT 영상에서 폐암은 발견되지 않았으나 폐기종이 확인되었습니다.

폐기종은 폐포라는 폐 조직이 파괴되는 질환으로 흡연자에게 많이 나타납니다. 최근에는 만성기관지염과 폐기종을 하나의 질환으로 다루는 COPD(chronic obstructive pulmonary disease, 만성 폐쇄성 폐질환)이라는 병명도 있는데, 요로 선생님의 CT 영상에서 이런 폐기종 소견이 뚜렷하게 나타났습니다.

폐는 산소를 흡수하고 이산화탄소를 배출하는 가스 교환의 역할을 합니다. 폐 조직이 파괴되면 가스 교환 기능이 저하됩니다.

이런 상태가 진행되면 몸 안에 산소가 부족해져서 호흡 곤란, 기침, 가래 등의 증상이 나타납니다.

폐기종이 심각한 수준에 이르면 혈중 산소 농도가 저하되어 산호 흡입이 필요해지기도 합니다. 그러나 다행히 선생님의 폐기종은 경미한 수준이었습니다.

애연가이신 요로 선생님에게 폐기종은 그리 놀랄만한 일은 아닙니다. 담배를 피우는 사람의 15~20퍼센트가 폐기종 (COPD)에 걸린다고 합니다. 요로 선생님은 운이 좋은 편일지도 모릅니다.

경미한 수준이지만 폐기종이므로 호흡기내과 의사라면 금연을 권했을 테지요. 폐기종 같은 만성 호흡기 질환은 신종 코로나바이러스 중증 위험이 큰 기저 질환 중 하나인 데다 흡연 그 자체가 증상을 악화하는 원인이기 때문입니다.

3월에 뵈었을 때가 신종 코로나바이러스 감염의 제1차 유행

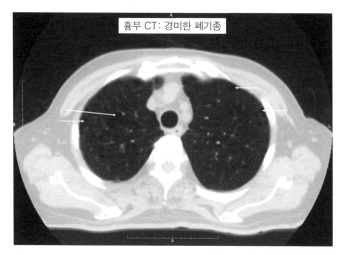

흉부 CT: 경미한 폐기종

폐 CT 영상입니다. 화살표가 가리키는 부분처럼 주변보다 검은 곳은 폐 조직이 파괴된 상태입니다. 화살표로 표시된 부분 외에도 작은 것들이 여러 군데 보입니다.

이 확대되던 시기였는데 '외출이라고는 담배를 사러 갈 때 정도'라고 하실 만큼 선생님은 애연가입니다. 퇴원하면 다시 담배를 피우지 않으실까 걱정한 것도 사실입니다.

그런데 퇴원 후 만나 뵈었을 때 '이제 담배는 피우지 않는다'라고 하시더군요. 그 말씀이 사실이라면 더없이 기쁘겠으나 진위는 아무도 알 수 없겠지요.

6월 24일 도쿄대병원에서 진찰을 받고 심근경색이라는 진단이 나와 긴급히 입원해 여러 검사와 치료를 받은 후 선생님은 7월 9일에 퇴원하셨습니다. ICU도 포함해 2주간의 입원이었습니다.

제1장에서 언급하셨듯이 요로 선생님은 어릴 때 이질 감염으로 입원한 적은 있어도 성인이 된 후 2주나 입원하기는 이번이 처음이었습니다.

선생님은 입원 중 '예의 바른 환자'였던 터라 이번 입원을 계기로 의료에 대한 선생님의 생각이 크게 바뀌지 않았을까 하는 약간의 기대가 있었습니다. 이에 대해서는 다시 자세히 이야기하겠습니다.

심근경색 카테터 검사와 스텐트 치료를 받은 직후에는 첫 번째 메일 내용처럼 '거의 환자' 상태로 의식조차 흐릿해진 모습이었습니다.

하지만 선생님은 입원 기간 점차 기운을 되찾으셨습니다.

저도 거의 매일 선생님 상태를 뵈면서 하루하루 회복되는 모습을 직접 확인하였습니다.

퇴원 날 아침, 선생님과 둘이 기념사진을 찍었습니다. 사진에서도 선생님 얼굴색이 건강했던 때로 돌아와 있습니다

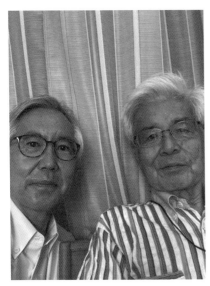

퇴원 날 요로 선생님(오른쪽)과
나카가와 선생님(왼쪽).
요로 선생님 눈에 생기가
돌아왔다는 나카가와 선생님
(2020년 7월 9일 촬영)

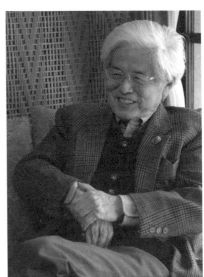

입원하기 3개월 전
나카가와 선생님과 만났을 때의
요로 선생님. 이때는 설마 큰 병이
있으리라고는 전혀 예상치 못했습니다
(2020년 3월 26일 촬영)

백내장 수술로 더 잘 보이게

그밖에 입원 기간 중 안과 진료도 받으셨습니다. 선생님께서 메일에도 쓰셨듯이 백내장이 확인되었습니다. 백내장은 저도 선생님께 수술을 권한 부분으로 선생님은 8월 재입원 후 수술을 받으셨습니다.

백내장은 눈에서 렌즈 역할을 하는 수정체가 탁해지는 질환입니다. 원래 수정체는 투명한 조직인데 나이가 들수록 흐려집니다. 나이가 들면서 발생하는 백내장은 이르면 40대부터 나타나기도 하고 80대에는 거의 모든 사람에게 발견됩니다.

탁해진 수정체를 원래 상태로 되돌리는 방법은 없으므로 수정체를 인공 렌즈(안내렌즈)로 바꾸는 수술을 진행합니다. 현재 백내장 수술은 안정성도 높고 단시간에 끝나 드문 수술은 아닙니다.

백내장 수술에 쓰는 안내렌즈는 두 종류로 단초점 렌즈와 다초점 렌즈가 있습니다. 다초점 렌즈는 근거리와 원거리에 초점을 맞출 수 있습니다. (다초점 렌즈 비용만 환자가 부담)

단초점 렌즈는 근거리 또는 원거리 중 한쪽에만 초점을 맞춥니다. (건강보험 적용)

요로 선생님은 단초점 렌즈를 선택하셨습니다. 단초점 렌즈는 초점을 근거리에 맞출지 원거리에 맞출지 한쪽을 선택해야 합니다.

원거리에 초점을 맞추면 책을 읽을 때는 안경이 필요하고 반대로 근거리에 초점을 맞추면 멀리 볼 때 안경을 써야 합니다.

독서가 일의 일부인 요로 선생님은 근거리에 초점을 맞추셨습니다. 나중에 여쭈어보니 매우 편하다고 하시더군요.

요로 선생님은 운 좋은 사람?

요로 선생님은 종종 '몸의 소리 듣기'에 대해 말씀하십니다. 병에 걸려서 몸 상태가 좋지 않을 때 몸이 메시지를 보낸다는 견해입니다. 감기에 걸려 열이 난다면 이때는 발열이 몸의 소리입니다.

선생님은 이런 몸의 소리가 들리지 않을 때는 병원에 갈 필요가 없다고도 하십니다. 건강검진이나 암 검진을 전혀 받지 않은 이유가 바로 여기에 있습니다.

심근경색은 보통 '가슴 통증'이 몸의 소리가 됩니다. 하지만 요로 선생님은 통증 없이 그저 컨디션이 좋지 않은 날들이 며칠이나 이어졌습니다.

통증을 느끼지 않은 것은 앞서 설명했듯이 선생님의 당뇨병이 원인이 아닐까 생각합니다.

원래 당뇨병일 때는 심근경색이 발생할 위험이 큽니다. 당뇨병이 동맥경화를 일으켜서 혈관이 막히기 쉬워지기 때문입니다.

흡연 습관 또한 심근경색 발병 위험을 높입니다. 담배를 피우면 혈관이 수축하고 혈압이 상승합니다. 고혈압도 동맥경화를 발생시키는 주요 요인 중 하나입니다.

요로 선생님의 당뇨병과 흡연 습관을 고려하면 심근경색을 배제할 수는 없었습니다. 그래서 심전도를 찍어봤더니 그야말로 정답이었습니다.

하지만 무엇보다 다행인 건, 요로 선생님이 자기 몸의 소리를 듣고 도쿄대병원에서 진찰을 받기로 결심한 일입니다.

제1장에서 직접 말씀하셨듯이 요로 선생님은 병원에 가야 할지 말지 꽤 고민하셨다고 합니다.

그래도 최종적으로 '이번에는 병원에 가야겠다'라는 판단을 내리셨습니다.

그때 선생님의 연락을 받게 되어 저로서는 영광이었습니다. 요로 선생님과 오래 알고 지냈기 때문에 선생님이 '병원 거부자'라는 점을 익히 알고 있었기 때문입니다.

어쩌면 선생님에게도 그런 제가 첫 진찰을 본다는 사실이 안심 요소 중 하나였을지도 모릅니다.

진찰 당시 요로 선생님의 좌전하행동맥 말단은 완전히 막혀 있었고 좌관상동맥 주간부도 경색이 시작된 상태였습니다. 그대로 두면 며칠 안에 아예 막혀버렸을지도 모릅니다.

6월 24일 검진은 진정 아슬아슬한 시점이었습니다. 여기서도 선생님의 '강한 운'이 느껴집니다. 몸의 소리에 귀를 기울였을 뿐만 아니라 행운이 함께했기에 요로 선생님은 위기에서 벗어날 수 있었습니다.

의료에 대한 생각이 달라졌다?

사실은 이번에 큰 병을 앓게 되며 의료에 대한 선생님의 견해가 달라지 않았을까 하는 생각이 있었습니다.

이렇게 생각하게 된 데는 선생님이 백내장 수술로 입원하신 8월에 읽은 《노화의 종말》이라는 책도 관련이 있습니다. 번역서가 정식 출간되기 전 출판사에서 견본을 보내주어 조금 일찍 읽어봤습니다. (원서는 《Lifespan》으로 일본에서는 2020년 9월에 번역서가 발행되었고, 국내에는 2020년 7월에 번역서가 출간)

책의 저자 중 한 명인 데이비드 A. 싱클레어는 하버드대학 의학대학원 교수로 노화의 원인과 젊음을 되찾는 방법에 관한 연구로 저명한 과학자입니다. (사업가이기도 하다)

싱클레어는 이 책에서 인류는 과학의 힘으로 노화를 극복하고 젊은 신체 상태로 장수할 날이 머지않았다고 주장합니다.

노화의 원인이 판명되었으니 노화를 멈추는 방법도 계속해서 밝혀질 것이라는 생각인데, 그 방법 중 일부는 싱클레어 교수 본인도 실천하고 있습니다.

요로 선생님, 병원에 가다

요로 선생님은 이 책에 굉장히 흥미를 느끼셨는지 제게 "나카가와 선생, 노화는 자연스러운 일이 아니라 질병이라는군"이라고 말씀하시기도 했습니다.

그 말씀을 듣고 깜짝 놀랐습니다. 그렇게 큰 병을 앓고 나면 아무리 요로 선생님이라도 마음이 달라지는구나, 하고 생각했지요.

요로 선생님 말씀이나 책에는 '도시와 자연'이라는 개념이 종종 등장합니다. 도시는 인공물이며 인공물은 인간의 머리가 만들어낸 것입니다.

자연은 변화하지만, 인공물인 도시는 불변합니다. 여름이든 겨울이든 늘 일정한 실내온도를 유지하는 고층 건물 안에서만 내내 있다 보면 계절의 변화처럼 변해가는 자연을 느낄 수 없습니다. 도시는 자연을 배제하려 합니다.

인공물의 상징인 도시를 만들어낸 사람의 머리도 자연을 피하려고 합니다. 그중 가장 큰 기피 대상은 바로 '죽음'입니다.

죽음은 자연이며 머리도 자연(신체)의 일부라는 사실을 일깨우기 때문입니다. '머리의 신체성'이 현대 사회의 최대 금기라고 요로 선생님은 말씀하셨지요.

요로 선생님의 생각을 따라가다 보면 죽음에 가까워지는 '노화'도 자연의 일부입니다. 인간이 죽음을 피할 수 없듯 노화 또한 피할 수가 없습니다.

이에 대해 《노화의 종말》에서는 노화를 질병이라 말합니다. '병이라면 치료할 수 있다. 그러니 노화를 멈추고 젊음을 되찾는 일은 가능하다'라는 사고방식입니다.

노화나 죽음은 '자연'이라던 요로 선생님이 '노화는 질병'이라 말씀하신 건 제게는 개종에 버금가는 발언이었습니다. 그래서 그토록 놀랐던 것입니다.

요로 선생님의 진심은?

백내장 수술을 받으신 것도 제게는 놀라운 일이었습니다. 저도 선생님께 수술을 권하긴 했으나 헬리코박터균 제균이나 대장 폴립을 그냥 두실 정도이니 백내장 수술도 안 하실지도 모른다고 생각했기 때문입니다.

요로 선생님은 장기이식에 반대하는 의견을 밝히신 바 있습니다. 백내장 수술은 타인의 장기가 아니라 인공 장기이지만 장기이식과 비슷한 이미지가 있습니다. 자기 신체를 사이보그화하는 일을 요로 선생님이 과연 희망하실까 하고 생각했지요.

물론 저도 의사이니 '수술을 거부하십시오'라고는 못합니다. 그래도 초진 때 망설였듯이 조금은 고민하는 자세를 바랐는지도 모르겠습니다.

그런데 요로 선생님은 백내장 수술을 수월하게 받아들이고 수술 후에는 잘 보인다며 흡족해하셨습니다.

요로 선생님의 백내장은 노화가 원인이므로 자연에 속하는 일입니다. 앞이 전혀 안 보이는 것은 아니기에 노화를 있는 그대로 받아들이는 것도 괜찮지 않을까 싶기도 했으나 그런 기색은 전혀 없었습니다.

반면에 백내장을 노화가 아니라 병이라고 생각하면 치료를 주저할 필요가 없겠지요. 제가 알던 선생님의 사고방식과는 180도 다른 느낌이었습니다. .

요로 선생님의 속내가 궁금하여 마련한 자리가 바로 제5장, 요로 선생님과 저 그리고 야마자키 마리 씨의 대담입니다.

저만 있으면 선생님께서 속마음을 말씀하지 않으실 수도 있기에 야마자키 마리 씨에게도 참가를 부탁했습니다.

야마자키 마리 씨는 요로 선생님과 곤충 애호가(요로 선생님은 곤충 표본을 모으고 야마자키 씨는 살아있는 곤충을 기른다는 차이가 있다)로서 몇 차례 대담을 진행한 적도 있고 야마자키 씨가 있으면 이야기를 더 쉽게 끌어낼 수 있지 않을까 하는 생각에서였습니다.

결론부터 말씀드리자면, 이 대담에서도 선생님의 진심을 파악할 수는 없었습니다. 현대 의료시스템에 대해 비평하면서도 자기 자신이 의료 안에 들어가는 일(병원에 가는 것)에 대해서는 그리 깊게 논하지 않으신 듯합니다.

죽음을 의식하면 인생관이 바뀐다

제가 요로 선생님의 사고방식 변화를 이토록 궁금해 하는 이유는 큰 병을 마주하면 인생관이 갑자기 변하는 일도 있기 때문입니다.

예컨대 암이 진행되어 치료에 가망이 없을 때 많은 이가 남은 인생을 후회 없이 보내려 합니다. 물론 그 상태에 이르는 데는 '죽음을 받아들이기'까지의 갈등을 겪지만 죽음을 받아 들이면 또는 각오하면 사람은 남은 하루하루를 소중히 여기며 살아가려 합니다.

이는 죽음을 피할 수 없는 상태까지 진행된 암 환자에게만 해당하는 이야기가 아닙니다. 치료 가능한 초기 단계라도 암 이라는 사실을 인지하면 지금까지와는 다른 삶의 방식을 택하 기도 합니다.

예전에 도쿄대병원에서 함께 일했던 가토 다이키 군도 그런 사람 중 한 명입니다. (현재는 가와사키 사이와이병원 방사선 치료센터에서 근무) 가토 군과는《도쿄대병원 암 전문의가 암 에 걸려서-아, 무정한 의사 생활》이라는 책을 공동 집필했습 니다.

책 제목에서 드러나듯이 가토 군은 2006년에 폐암을 진단 받았습니다. 당시 그는 겨우 34세였습니다. 다행히 초기에 발 견하여 수술이 가능한 상태였고 전이를 우려할 상황은 아니 었지만 가토 군은 그때 암을 경험하며 사생관(死生觀)이 크게 달라졌다고 합니다.

암 치료 후에 가토 군은 의사를 그만두겠다고 하더니 정말로 병원을 떠났습니다. 그는 역사를 좋아했습니다. 언제 죽을지 모르는 것이 사람이니 이제부터는 좋아하는 역사 공부만 하며 살고 싶다고 했습니다.

그런데 수술 후 3년, 5년 시간이 지나고 재발할 우려가 줄어들자 다시 의사로 복귀했습니다. '5년 생존율'이라고 하여 일반적으로 암은 5년 동안 재발하지 않으면 완치로 간주합니다.

그 후 가토 군은 결혼하여 대출을 받아 집을 사고 아이도 낳으면서 어떤 의미로는 평범하게 행복한 인생을 살아가고 있습니다.

우리는 보통 죽음을 인식하지 않고 살아갑니다. 앞에서도 나왔지만, 사람 머리의 가장 큰 기피 대상이 바로 죽음이기 때문입니다.

그러나 죽음은 누구에게나 찾아오며 그것이 언제가 될지는 알 수 없습니다. 요로 선생님에게 발병한 심근경색은 돌연사를 일으키는 원인 중 하나이고 교통사고 따위에 휘말려 건강한 사람이 갑자기 세상을 떠나는 일도 있습니다. 죽음은 그야말로 자연입니다.

이런 죽음(자연)을 잊기 위해 인류는 대뇌를 발달시켜 자연의 반대(도시)를 만들어냈습니다.

질병은 자연이므로 질병은 죽음과 마주할 계기를 만듭니다. 가토 다이키 군도 계속 살아있을 줄로만 알다가 폐암에 걸리자 자신에게도 언젠가 죽음이 찾아오리란 사실을 강하게 인식하게 되었다고 합니다.

아마 요로 선생님도 같은 생각을 하지 않으셨을까요? 그토록 의료와 거리를 두고 살아온 요로 선생님도 의료로 목숨을 건지게 되면서 무언가 변하지 않으셨을까, 그 무언가가 '노화는 질병이다'라는 사고방식을 긍정하게 만든 것이 아닐까, 하는 생각이 들었습니다.

가토 다이키 군은 암을 계기로 사생관에 변화가 생겼지만 시간이 지나자 그는 다시 예전의 일상으로 돌아왔습니다.

인간은 원래 그런 존재가 아닐까 싶습니다. 죽음을 의식하는 생활을 그리 오래 이어갈 수 없습니다. 그러니 가토 군도 예전 생활로 돌아와 의사 일도 다시 시작하게 되었겠지요.

요로 선생님은 아무것도 달라지지 않은 것처럼 말씀하시지만 예전의 모습으로 돌아오는 시간이 보통 사람보다 빨랐을 뿐, 선생님도 입원 중에는 '의료도 좋은 것이다'라고 생각하셨는지도 모릅니다.

그리고 퇴원 후 예전의 일상이 시작되면서 다시 요로 선생님 식의 케세라세라(될 대로 돼라) 삶의 방식으로 돌아온 것은 아닐까요?

획일적인 의료시스템에 대한 비판

요로 선생님은 현대 의료 측에서 말하자면 '제멋대로 환자'입니다. 보통 환자였다면 의사가 헬리코박터균 제균이나 대장 폴립 제거를 권했을 때 이를 받아들였을 테지요.

분명 요로 선생님다운 결정이지만 병원이라는 의료시스템에서 바라봤을 때는 참 성가신 환자입니다.

그래도 ICU에서 일반 병동으로 옮긴 후 기력을 찾고 나서도 불평 없이 치료에 잘 따라 주셨습니다.

앞서 선생님 본인도 설명하셨지만, 일단 의료시스템에 발을 들여놓으면 시스템을 따를 수밖에 없다고 판단하셨겠지요.

요로 선생님 치료에 관여하면서 선생님이 말씀하시는 '의료시스템의 문제'에 대해 제 나름대로 생각을 해보았습니다.

현대 의료는 가이드라인(진료 가이드라인)에 얽매여 있습니다. 가이드라인은 '근거에 기초하여 최적이라고 판단되는 치료법을 제시하는 문서'입니다. 모든 진료과에 가이드라인이 있고 그에 따라 진료가 이루어집니다.

가이드라인이 생기기 전 진료는 이른바 의사의 경험에 의존했습니다. 극단적으로 표현하자면 의사에 따라 진료 방식이 정반대여도 상관없었습니다.

그러나 진료 가이드라인에 따른 진료는 기본적으로 모든 의사에게 똑같은 방식이 요구됩니다.

그 덕분에 환자를 깔보는 듯한 의사의 권위주의가 사라졌다고 볼 수도 있으나 진료는 획일화되었습니다.

이 획일적인 진료 시스템이 요로 선생님은 탐탁지 않으셨던 것이겠지요. 해부한 인체를 보면 한 사람 한 사람 모두가 다르듯이 환자의 신체는 저마다 다릅니다. 이를 하나의 가이드라인으로 진료하는 것이 현대 의료입니다.

신체뿐만이 아닙니다. 사고방식이나 생각도 사람마다 다릅니다. 원래라면 의사가 요로 선생님처럼 의료 지식이 있는 사람과 그렇지 않은 사람을 대할 때의 방식이 같을 수 없습니다. 그러나 오늘날에는 그저 똑같습니다.

의료 현장에 있으면 좀처럼 그런 생각을 할 여유가 없지만 이번에 요로 선생님 진료에 참여하며 이런 생각을 하게 되었습니다.

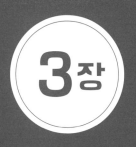

3장

요로 선생님이 병원을 멀리하는 진짜 이유

왜 '의료'와 거리를 두는가

요로 다케시

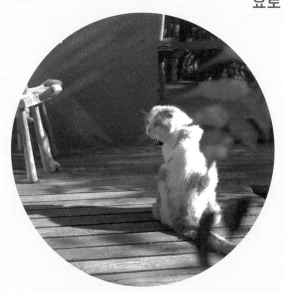

의학은 1970년대부터 달라졌다

　도쿄대병원에서 진찰을 받은 건 26년 만이었습니다. 제1장에서 언급했듯이 2020년 6월 24일 진찰을 받을 때 진료권을 냈더니 너무 오래되어 사용할 수 없다고 하여 진료권을 다시 만들었습니다.

　마지막 진료는 도쿄대학에서 해부학을 가르치던 57세 때였습니다. 당시 여러 스트레스에 시달리고 있었습니다.

　그러다 몸 상태가 안 좋아 엑스레이 사진을 찍었더니 폐에 그림자가 보였습니다. 담배를 피우니 폐암일 가능성도 있었습니다.

　그때 이런 생각이 들었습니다. 이렇게 스트레스만 받는 생활을 계속해봤자 어쩔 수 없으니 다른 일을 해볼까, 하고 말입니다.

　그 후 CT 촬영으로 자세히 확인해보니 폐에 보이는 그림자는 암이 아니었습니다. 그런데 이는 어쩌다 운이 좋았을 뿐입니다. 지금은 아니라도 또 뭐가 생길지도 모르는 일입니다.

　그래서 큰 결심을 하고 도쿄대를 그만두기로 했습니다. 당시에는 곤충채집만 하며 여생을 보내리라는 마음이었습니다.

스트레스의 원인은 여러 가지였겠지만 그중 하나는 의학의 변화였습니다. 1970년대부터 의학도 생물학도 확 바뀌기 시작했습니다.

분자세포생물학처럼 새로운 학문이 생겨나고 해부학처럼 오래된 학문은 설 자리를 잃어갔습니다.

당시 도쿄대에는 해부학 강좌가 세 개였는데, 그 세 개가 하나로 합쳐지게 되었습니다. 셋을 하나로 만들었으니 교사도 학생도 세 배가 되고 다양한 것들이 가능해졌습니다. 거기에 분자세포생물학도 들어오게 된 것입니다.

일반적으로 학문은 논문 수나 논문 인용 횟수로 평가받습니다. 그러나 오래된 학문은 새로운 논문을 발표하기가 점차 어려워집니다.

그 결과 해부학 교실에 분자세포생물학 연구자가 들어오게 되었습니다.

오래된 학문이어도 의학교육에는 해부학이 필요하므로 분자세포생물학 연구자가 해부 실습을 담당하기에 이르렀습니다.

그러자 해부학 교실을 분자세포생물학교실로 바꾸는 편이 낫지 않겠느냐는 이야기마저 나왔습니다.

돈이 되지 않는 학문도 필요하다

하버드대학에서 개미를 연구하는 에드워드 오스본 윌슨이라는 학자가 있었는데, 그 연구실에 프란시스 크릭과 제임스 왓슨(DNA분자 구조를 발견하여 1962년 노벨 생물학·의학상을 수상)이 들어왔습니다.

크릭과 왓슨은 전형적인 분자세포생물학자이고 윌슨의 개미 연구는 분류학입니다. 이는 분자세포생물학과 해부학의 관계와 비슷한 면이 있습니다.

이때 윌슨은 어찌했느냐면, 박물관으로 옮겨갔습니다. 하버드대학에는 비교해부학교실이라는 것이 있기 때문입니다. 여기서 미국의 여유가 느껴집니다.

지금은 돈이 되지 않은 학문에는 예산을 점점 줄여가는 추세지만 학문이 반드시 돈이 될 필요는 없습니다.

학문이란 돈이 되지 않아도 계속해서 지식을 축적해나가야 합니다. 해부학은 그 전형적인 예입니다.

해부학에 비교해부학(생물의 장기 형태나 구조를 비교하여 계통상 관계를 연구하는 학문)이라는 분야가 있는데, 일본에서는 좀처럼 연구하기가 어렵습니다. 당시 브라질에 있는 대학에서 비교해부학 인원을 모집하기에 지원해보려던 적도 있습니다.

프랑스 파리식물원과 함께 있는 자연사박물관에는 척추동물 뼈가 큰 방에 전시되어 있습니다. 알아보니 루이 왕조 시대부터 줄곧 왕이 수집을 지시했다는 역사적 배경이 있다고 하더군요. 런던 자연사박물관도 이와 비슷합니다.

도쿄대도 해부학을 박물관으로 옮겨야 했다고 지금도 저는 그렇게 생각합니다. 하지만 대학은 학부 중심 조직이므로 학부 밖에 박물관을 만들면 직원 배치 등의 문제가 쉽지 않습니다. 결국 그 생각은 실현되지 않았습니다.

그 무렵 몸 상태가 망가져 폐에 그림자가 보였던 것입니다.

지금 돌이켜보면 당시 느꼈던 스트레스는 이런 데서 연유하지 않았나 싶습니다.

제1장에서 언급했던 1970년대 의료 변화에 휩쓸리면서 그 계기로 정년을 앞두고 대학을 떠났습니다. 언제 죽을지 알 수 없으니 좋아하는 일을 하고 싶었습니다.

나의 죽음은 나의 문제가 아니다

언제 어떻게 죽을지 자신이 통제 가능한 부분이 아니므로 폐 검사는 그 뒤로 하지 않았습니다.

몸 상태가 나쁘면 또 몸의 소리가 들릴 테고 그것이 암이라 손을 쓰기에 때가 늦었다면 담담히 받아들이려 합니다. 이번에 병원에 간 것도 몸의 소리가 들렸기 때문이고 어쩌다 운 좋게 죽지 않고 넘어가게 되었을 뿐입니다.

분명 의료 덕에 목숨을 건졌으나 그 계기로 병원이 좋아졌다거나 의료에 대한 생각이 달라지지는 않았습니다.

애초에 죽음은 자기 혼자만의 문제가 아닙니다. 흔히 죽음을 자신의 문제로 착각하기도 하나 정작 당사자는 죽어버리니 문제가 되려야 될 게 없습니다. 죽을 때는 자신이 뭘 어찌할 수가 없으므로 일부러 죽음을 생각하며 불안해할 필요가 없습니다.

최근에는 뇌사라는 개념도 있어서 죽음을 정의 내리기 어렵지만 사체로서의 죽음을 생각해보면 이해하는 데 도움이 됩니다.

해부학을 공부하며 죽음을 고찰하던 시기 '사체'에 대해 자주 생각해보았습니다. 사체는 사물이므로 객관적인 존재처럼 느껴집니다. 그에 비해 '죽음'은 모호하고 추상적인 개념입니다.

그때 객관적 '사체'라는 것이 존재하지 않을까, 하는 데 생각이 미쳤습니다.

사체에는 1인칭 사체, 2인칭 사체, 3인칭 사체로 세 종류가 있습니다. 우선 1인칭 사체는 '없는 사체'입니다. 용어로써는 존재하지만 자신의 사체를 자기가 볼 수는 없습니다. 객관적인 자신의 사체는 존재하지 않습니다.

다음은 2인칭 사체입니다. 가족, 친척, 친구의 사체 즉 사물로써 볼 수 없는 '사체가 아닌 사체'입니다. 이른바 슬픔과 같은 감정을 동반하는 '죽음'은 이런 2인칭 죽음입니다. 자기가 좋아하는 유명인이 죽었을 때 슬픔을 느끼는 것도 2인칭 죽음이기 때문입니다.

3인칭 사체는 완전한 타인의 사체입니다. '사체인 사체'입니다. 대재해나 전쟁 후에는 주변에 온통 사체가 널려 있습니다. 그런데 그 옆을 지나는 사람은 의외로 아무렇지 않습니다. 그곳에 있는 것이 3인칭 사체이기 때문입니다.

정보로써 알려진 죽음은 3인칭 죽음입니다. 텔레비전에서 매일 보도되는 '코로나로 인한 사망자 수'나 파출소 앞에 표시되는 '어제 교통사고 사망자 2명' 등도 3인칭 죽음입니다. 후자는 전혀 모르는 사람, 완전한 타인 2명이 죽었다는 사실을 전달합니다.

사망자는 노인일 수도 있고 한창 일할 나이의 회사원이었을지도 모릅니다. 저마다 사정이 있고 유족이 있는 각기 다른 인간입니다. 3인칭 죽음은 그것이 숫자로 치환됩니다.

우리에게 문제가 되는 죽음은 2인칭입니다. 자신이 죽기 전에 해두는 '준비' 따위는 별 소용이 없습니다. 죽기 전에 자신의 무덤을 어떻게 할지 생각해봤자 죽어서 자기 무덤은 볼 수 없습니다. 그러니 내 묘는 남은 가족 마음대로 정해도 됩니다.

만약 제가 심근경색으로 세상을 떠나게 됐다면 남은 가족에게 여러모로 폐를 끼쳤겠지요. 반대로 가족에게 무슨 일이 생기면 제가 보내줘야 합니다. 서로 마찬가지이니 그저 맡겨두면 되지 않을까요. 이것이 인간관계의 기본이라 생각합니다.

반려동물 의료에 당사자의 의사는 있는가

아주 최근에 2인칭 죽음을 경험하였습니다. 2020년 12월 기르던 고양이 마루가 세상을 떠났습니다. 1년 전부터 마루는 전보다 더 자주 울었고 온종일 거의 잠만 잤습니다.

2020년 11월 13일, 평소처럼 집 주변을 산책하러 나갔나 싶었는데, 한참이 지나도 돌아오지 않았습니다.

숲속에서 움직이지 않고 가만히 있는 마루를 발견했습니다. 마루는 싫어하는 기색이었지만 그냥 데리고 들어왔습니다.

시간이 지나고 보니 그때 마루를 데려온 일이 과연 옳은 선택이었는지 후회가 듭니다. 그래도 데려왔으니 이제 와 어쩔 도리가 없지요. 아무튼 집에 온 후 힘들어하는 마루를 데리고 동물병원에 갔습니다.

요즘 동물병원 설비는 사람이 가는 병원과 별반 다르지 않습니다. 엑스레이 촬영이며 혈액 검사도 가능합니다.

마루를 데려간 동물병원은 대학 수의학부 교수가 와서 진료를 볼 정도로 수의사도 최신 의료 지식을 갖추고 있습니다. 의료시스템에 휘말리는 건 사람이나 동물이나 마찬가지입니다.

사람이라면 병원에 갈지 혹은 치료는 어떻게 할지 당사자의 의사를 존중하여 결정하겠지만 고양이에게는 의사를 묻지 못하니 결국은 사람 마음대로 하게 됩니다. 여기에도 의료의 전형적인 문제점이 있습니다.

사람은 '인폼드 콘센트(informed consent; 충분히 설명을 듣고 이해한 상태로 동의)'라 하여 어떤 치료를 받을지 본인이 선택하는 시스템이 조금이나마 마련되어 있으나 고양이는 그것이 불가능합니다. 의료에 발을 들인 고양이는 제 상황과 같아집니다. 일단 의료시스템 안으로 들어간 이상 시스템에 전적으로 맡기는 수밖에 없습니다.

요로 선생님, 병원에 가다

요즘에는 입원했다가 동물병원에서 죽는 고양이도 있다지만 저는 그렇게 하고 싶지는 않습니다. 고양이는 죽을 자리를 자기가 고른다고 하니까요.

마루 전에 기르던 고양이 지로도 열여덟 살에 세상을 떠났습니다. 죽기 직전 거의 다리를 쓰지 못하면서도 앞발만으로 기어서 밖에 나가고 싶어 했습니다.

연초 추운 날씨에 눈이 내리고 있었는데 그래도 나가고 싶어 하길래 밖에 상자를 두고 그 안에 수건을 깔아 주었습니다. 지로는 그곳까지 기어가 상자 안에 들어가서 마지막 순간을 맞았습니다.

그래서 마루도 입원시켜 병원에서 숨을 거두게 두기보다는 집에서 돌보고 싶다는 생각이 있었습니다.

마루의 병은 '제한심장근육병', 이른바 만성 심부전입니다. 매일 심장약을 먹어야 했기에 사료에 섞어 먹였습니다.

그런데 이삼일 지나자 이제는 사료를 먹지 않았습니다. 마루는 분명 '이 사료 맛없어!'라고 생각했을 테지요.

그렇다고 '약 먹어야 해!'라고 마루를 설득할 수도 없습니다. 아픈 동물을 키우는 사람이라면 다들 공감하는 고민이 아닐까 싶습니다.

마루가 제일 좋아하는 마요네즈에 섞어서 먹여볼까도 생각해봤지만, 마요네즈를 싫어하게 되면 그 또한 안쓰러워서 결국 행동에 옮기지는 않았습니다.

마루가 받은 치료 중 가장 효과가 좋았던 것은 주사입니다. 주사를 맞으면 기운을 찾았습니다. 고양이는 통각이 둔한지 주사는 거의 아파하지 않았습니다. 스테로이드제(부신피질호르몬제; 염증을 가라앉히거나 면역력을 억제하는 데 효과가 뛰어나다) 주사를 보름에 한 번 맞았습니다.

흉수를 빼는 일이 힘들었습니다. 사람처럼 심장 기능이 저하되면 가슴에 물이 고입니다.

흉수는 이틀에 한 번 동물병원에 데려가서 빼주었습니다. 그런데 너무 자주 빼면 체력이 소진되므로 그건 그것대로 마음이 쓰입니다. 그렇다고 물을 빼지 않으면 괴로워하는 것 같아서 그대로 둘 수도 없습니다.

그러다가 복수까지 고이게 되어 그것도 빼냈습니다. 복수는 신장 기능 저하 때문일 수도 있고 암성복막염이 원인일 수도 있습니다.

그래서 복수 세포검사를 진행했습니다. 고양이도 사람처럼 암성복막염이 일어나면 복수가 찹니다. 세포검사 결과, 암은 아니었습니다.

마루의 투병 기간 중 진행했던 인터뷰에서 '나에게 마루는 2인칭 존재인가'라는 질문을 받았습니다.

정말 어려운 문제입니다. 저는 그 부분을 알지 못해서 임상의가 되지 못했다고 생각합니다. 제가 임상의가 되었다면 환자의 죽음을 받아들이기 힘들었을 테지요. 곰곰이 생각해 볼수록 환자가 2인칭인지 3인칭인지 정확하게 답을 내기가 어렵습니다.

나카가와 선생은 수년 동안 임상의를 해오며 그 거리감을 잘 조절하게 되었다고 하지만, 저는 아무래도 적절하게 거리를 두지 못할 듯합니다. 가족이 아니니 너무 가까워져도 안 되고 생판 모르는 남일 수도 있습니다.

저는 그 부분에서 계속 도망쳐왔으나 이번에 마루의 투병으로 그 문제를 다시금 마주해야만 했습니다.

흉수를 빼기 위해 이틀에 한 번 병원에 데려간다고 나카가와 선생에게 얘기했더니 '요로 선생님 본인 의료에는 그리 신중하시면서 마루한테는 꽤 후하신데요'라는 말을 들었습니다.

그건 어쩔 수가 없습니다. 보호자로서 어찌 그냥 두고 볼 수 있겠습니까. 그런 의미에서 마루는 제게 2인칭 존재입니다.

안녕, 마루

치료를 시작하고 마루는 거의 움직이지 못했습니다. 전에도 움직임이 둔하고 잘 뛰어다니지도 않았으니 원래부터 심장이 나빴는지도 모릅니다.

2020년 12월 21일 오전 11시 가족들이 잠시 눈을 뗀 사이에 마루는 잠자듯 숨을 거두었습니다.

마루는 향년 18세(사람 나이로 치면 90세 정도)였습니다. 예전에 기르던 고양이도 향년 18세, 두 고양이 모두 장수했습니다.

실제로 열여덟 살이지만 누가 나이를 물으면 열아홉 살이라고 대답했습니다. 열아홉 살까지 살아주길 바랐기 때문입니다.

요로 선생님, 병원에 가다

각오는 하고 있었습니다. 죽음은 언젠가 반드시 찾아오기에 남은 이들은 떠나는 이를 보내줄 수밖에 없습니다.

마루 유체를 화장하고 유골을 한동안 거실에 두기로 했습니다. 유골이 된 마루가 우리 가족을 지켜보고 있는 느낌입니다.

죽었다는 사실을 알고 있어도 마루가 살아있던 시절의 감각이 금방은 사라지지 않습니다. 마루가 살아있을 때 마루를 방해하지 않으려 발소리를 죽이고 툇마루 가장자리를 걷던 습관이 지금도 남아 있습니다.

이제 그럴 필요가 없다는 사실을 깨닫는 순간, 쓸쓸함이 밀려옵니다.

마루의 부고는 뉴스 기사로 알려져서(교도통신 2020년 12월 22일자) 여러 사람에게 조문 연락을 받았습니다.

일본에는 집에서 기르는 개와 고양이가 2천만 마리 정도된다고 합니다. 그만큼의 보호자가 있으니 마루의 죽음도 뉴스가 되었을 테지요.

고양이는 정말이지 거의 쓸모가 없고 손이 많이 가는 존재입니다. 그래도 많은 사람이 돌보기만 해야 하는 이 존재를 필

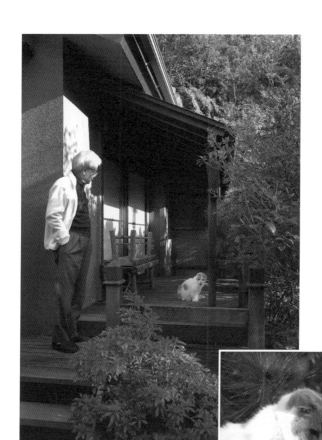

떠나기 약 2주 전 마루,
마루를 다정하게 바라보는 요로 선생님.
마루는 움직이기 힘들어 보였지만 바깥 공기를
쐬고 싶었는지 천천히 밖으로 나왔습니다.
(2020년 12월 6일 촬영)

요로 선생님, 병원에 가다

요로 합니다. 저도 그런 사람인지라 그 마음을 잘 압니다.

마루는 잘 움직이지 않고 쥐를 잡지도 않습니다. 음식 외에
는 관심이 없고 아침에 깨우러 오는 것도 배가 고파서입니다.
사람에게 적극적으로 무언가 요구하지도 않으므로 늘 사람이
신경을 쓰게 됩니다. '마루는 잘 있나' 하고 걱정하고 살펴보는
쪽은 늘 정해져 있습니다. 사실 그래서 더 '존재만으로도 충분
하다'라는 생각이 듭니다.

고양이를 키우는 사람이 많다는 사실은 쓸모 있거나 득이
되는 존재만 중시하는 사회와 관련이 있을지도 모릅니다. 존
재만으로 충분한 고양이에 대한 사랑은 어쩌면 이런 사회의
인간관계에서 비롯된 괴로움의 뒷면이 아닐까요.

노화를 멈추면 경제적 부담이 줄어든다

사람이 언젠가 죽듯이 고양이도 언젠가 죽습니다. 이 세상
에서 유일하게 확실한 것은 모든 생물이 100퍼센트 죽는다는
사실입니다.

특히 요즘은 신종 코로나가 발생하기도 하고 자연재해가 증

가하는 등 언제 무슨 일이 일어날지 모르는 시대입니다. 언제 죽을지 정말 알 수 없는 시대가 되었습니다.

이처럼 어두운 이야기만 넘쳐나는 시기에 뭔가 밝은 이야기는 없을까 하고 생각하던 참에 《노화의 종말》이라는 번역서를 읽었습니다.

책을 단적으로 정리하자면 결론은 '노화는 막을 수 있다'입니다. 간단한 약만 먹으면 다시 젊어질 수 있고 수명 연장이 얼마든지 가능하게 될 것이라고 합니다. 아직 실험단계지만 하버드대학 교수이자 노화 연구자인 저자 싱클레어는 매우 진지하게 이에 몰두하고 있습니다.

백내장 수술 때문에 입원했을 때 이 책을 읽고 나카가와 선생에게 그 감상을 전했는데 나카가와 선생은 제 감상을 오해했는지 지금껏 의료와 거리를 두고 살아온 제가 의료를 긍정적으로 받아들이게 되었다고 생각한 모양입니다.

《노화의 종말》에 따르면 노화는 질병이기 때문에 노화를 치료하면 젊음을 되찾을 수 있습니다.

저의 입원 계기가 된 심근경색은 혈관의 노화가 원인입니다. 재발할 우려도 있고 같은 혈관 질병인 뇌졸중을 일으킬 가능성도 큽니다.

물론 상태가 나빠지면 다시 병원을 찾게 될 테지만 그때는 치료하기가 분명 쉽지 않겠지요.

예방책으로써 당뇨병이나 콜레스테롤 약을 먹는데, 이렇게 약을 먹으며 예방하기도 솔직히 귀찮으니 그럴 바에는 아예 노화를 막고 다시 젊어지는 편이 간단합니다.

저는 나이 먹기 싫다든가 다시 젊어지고 싶은 생각이 없을 뿐더러 과연 제가 살아있는 동안 실용화될지 어떨지도 모릅니다. 하지만 미래 사회에는 젊음을 되찾는 기술이 필요하지 않을까요.

현재 고령자 의료는 사회에 커다란 부담이 되고 있습니다. 다시 젊어질 수 있으면 의료비를 줄일 수 있고 의사의 부담도 줄어들겠지요.

지금 이대로라면 치매 환자도 늘어날 테고 젊은 사람이 노인을 돌보느라 경제는 악화될 것입니다. 경제적 측면에서 노화를 멈추는 기술은 가히 획기적이라 할 만합니다.

iPS 세포로 젊음을 되찾는 연구

특히 일본에서는 노화로 인한 죽음을 자연스러운 일로 여기므로 '과연 노화를 멈추게 하는 것이 옳은 일인가, 신을 저버리는 행위가 아닌가' 하는 반론이 나올 법합니다.

이런 생각은 일본만이 아니라 전 세계에 있으며《노화의 종말》의 저자 싱클레어도 연구비를 받으려 할 때 그런 반론이 있었다고 약간의 분노를 담아 책에서 언급합니다.

싱클레어는 호주 태생으로 현재는 미국에 거주하고 있습니다. 비교적 짧은 역사를 가진 사회보다 일본에는 이런 반감이 압도적으로 더 많을 테지요.

여기서 문화의 차이가 느껴집니다. 오랜 역사가 없는 사회에서는 과학자가 진지하게 불로불사를 연구합니다. 장기이식이 남아프리카에서 시작된 것도 역사가 길지 않은 사회라는 점과 관련이 있습니다.

그런데 1968년 일본에서 처음으로 시행된 심장 이식은 형사 고발되고 사회의 비판을 받았으며, 1997년 뇌사 장기이식

요로 선생님, 병원에 가다

법이 성립되기까지 일본의 뇌사 장기이식은 30년 가까이 멈춰 있었습니다.

노벨상을 받은 야마나카 신야 교수의 iPS 세포 연구는 현재 임상응용 단계에 있습니다. 노화 그 자체를 정지시키고 모두가 젊음을 되찾을 수 있는 수준에는 아직 이르지 못했습니다.

야마나카 교수의 업적처럼 뛰어난 성과가 일본에서 나온 만큼 이 분야에 더 많은 인력과 자금을 투입해야 마땅합니다. 결과적으로 안 되더라도 나랏돈으로 무용지물 설비를 구축하는 것보다 큰 손해는 아닐 것입니다.

새로운 과학기술이 등장하면 부정적인 의견이 난무하기 마련이지만 이때는 밝은 미래를 향해 뜻을 모아야 하지 않을까 생각하는데, 여러분 의견은 어떠신가요.

이런 말을 하는 이유는 제가 지금까지 해온 일이 노화 문제와 무관하지 않기 때문입니다.

야마나카 교수와 함께 노벨상을 받은 영국 케임브리지대 존 거던 경은 개구리 소장의 세포핵을 개구리 알에 이식하여 올챙이를 만들었습니다.

거던 경이 동물 복제의 시작이었던 이 논문을 발표했을 때 저는 대학원생이었습니다.

당시 논문을 읽고 감동했던 기억이 납니다. 해부학을 공부하던 저는 클론 개체가 무척이나 탐났습니다.

해부학적 구조가 전부 유전자로 결정된다면 클론의 해부학적 구조도 모두 같을 것입니다. 그렇지 않은 부분이 있다면 그건 에피제네틱(epigenetic; DNA 염기 배열 변화와는 독립된 기구)이라 하여 유전자로 직접 결정되지 않는 부분입니다.

클론이 있으면 유전자 외적 부분이 신체 어디에 얼마나 있는지 파악할 수가 있습니다.

하지만 당시 도쿄대 해부학교실에서는 클론을 만들 수 없었기 때문에 그저 생각에 그칠 수밖에 없었지요. 이 일은 지금까지 줄곧 마음 한구석에 남아 있습니다.

새로운 과학기술에 대한 흥미는 지금도 그대로입니다. 궁금한 것이 있으면 제 몸으로 직접 해봅니다. 백내장 수술도 그렇습니다. 덕분에 안경 없이도 책을 읽게 되어 독서가 더욱 즐거워졌습니다. 직접 체험해보지 않으면 좋은지 어떤지 알 수 없습니다.

신종 코로나 백신도 맞을 수 있게 되면 당장이라도 맞으려 합니다.

저는 고령자에 기저 질환(당뇨병)도 있으니 우선 접종 대상 자일지도 모릅니다. 그렇다면 나서서 실험동물이 될 생각입 니다.

코로나 백신에 대해서도 부작용을 걱정하는 등 부정적인 의 견이 있으나 어떤지는 맞아보지 않고는 알 수 없습니다.

인구 감소가 나쁜 것만은 아니다

코로나와 관련하여 정말 걱정되는 부분은 따로 있습니다. 사람과 사람 관계가 꽤 달라졌다는 점입니다. 아무래도 사람 과 사람이 좀처럼 만날 수 없게 되었으니까요.

요미우리신문의 '제4회 생명을 바라보는 포토&에세이'에서 에세이 부분 심사를 맡았었는데, 그중 의사 선생님에게 감사 하는 내용이 무척 많았습니다. '태어나서 처음으로 의사 선생 님이 친절하게 대해줘서 매우 기뻤다' 같은 에세이를 읽으니 더욱 걱정이 커졌습니다.

'친절하게 대해준 사람이 의사 선생님밖에 없었으면 이 세상에는 훨씬 불친절한 사람만 가득하다는 것인가?'라는 생각이 들었기 때문입니다.

코로나가 발생하기 전부터 인간관계는 점차 옅어지기 시작했습니다. 이런 배경에는 지나친 인구 증가가 있습니다.

호주에서 유학할 당시, 호주 인구는 현재의 약 3분의 1 수준인 800만 명 정도였습니다. 그곳에서는 인간의 가치가 크게 느껴졌습니다.

그 후 35년이 지나, 다시 호주에 갔을 때는 호텔 매점 같은 곳이 저녁 5시가 되자 바로 문을 닫아버리더군요.

35년 전에는 그렇지 않았습니다. 그때는 손님이 5시 가까이에 들어와도 가게 직원이 폐점 시간 지나서까지 손님을 상대해 주었습니다. 사람이 적기 때문에 그런 일이 가능했던 것입니다.

사람이 적을 때의 인간관계와 지금 도쿄처럼 인구가 많은 곳의 인간관계는 전혀 달라집니다.

이것을 저는 '도시화'라고 부릅니다. 도시화의 폐해는 앞으로 더 많이 나타나리라 생각합니다.

도시화를 경험한 국가에서는 인구가 점차 감소하고 있습니다. 도시화의 폐해를 무의식적으로 감지했는지도 모릅니다.

일본도 앞으로 인구가 줄어들겠지만 사람과 사람의 연결이라는 관점에서 생각해보면 그리 나쁘지 않은 일입니다.

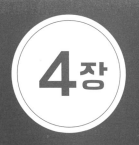

4장

요로 선생님께 배운 의료의 한계와 가능성

왜 병원에 가야 하는가

나카가와 케이이치

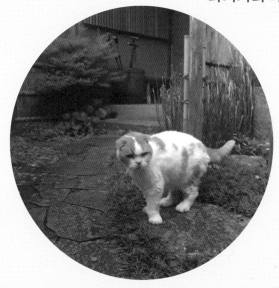

요로 선생님의 26년 전 폐 검사

요로 선생님의 '병원 거부'는 익히 알려져 있고 그런 부분을 제 책에 담기도 했습니다만 저는 암 전문의로서 암 검진을 권장하는 사람입니다. 요로 선생님은 지금까지 한 번도 암 검진을 받은 적이 없습니다.

그렇지만 딱 한 번, 폐암이 의심되어 도쿄대병원에서 폐 검사를 받으셨습니다.

검사를 받은 건 1994년 요로 선생님이 57세 때였습니다. 이번에 심근경색으로 도쿄대에서 진료를 받은 것은 그 후로 처음이었습니다.

제3장에서 언급했듯이 요로 선생님은 이 검사를 계기로 도쿄대를 그만두고자 결심하셨습니다.

폐암일 가능성이 있어 검사를 받은 이야기는 선생님의 저서에도 몇 번쯤 등장하지만 도쿄대를 그만둔 계기가 폐암 검진이었다는 점은 이번 야마자키 마리 씨와의 대담에서 처음 들었습니다. (제5장 참조)

요로 선생님, 병원에 가다

그때 검사 결과 폐암이 아니라고 밝혀졌는데, 왜 대학을 그만두셔야 했을까 이리저리 생각하던 중 당시 요로 선생님의 엑스레이 사진과 CT 영상을 발견했습니다. (111쪽 참조)

확실히 지금 살펴봐도 다소 우려되는 그림자가 보입니다. 그 영상에서는 이른바 육아종이라는 염증이 의심되지만 이번 검사에서는 그런 그림자가 전혀 보이지 않았습니다.

하지만 제2장에서 설명했듯이 이번 요로 선생님의 폐 검사에서는 경도의 폐기종이 발견되었습니다. 선생님은 흡연자이므로 폐 질환이 발생할 위험은 늘 있습니다. 그렇지만 폐암에 걸리지도 않고 폐기종도 경미한 수준이니 선생님은 정말 운이 좋은 사람입니다.

대학을 그만두게 된 경위에 대해서는 제3장에서 선생님이 직접 자세히 다루셨으나 당시에는 지금보다 폐암 사망률이 높았기 때문에 살아있는 동안 좋아하는 일을 해보자는 마음도 이해가 됩니다. 아무튼 이때의 의료가 요로 선생님 인생에서 커다란 결심의 계기가 됐다는 사실은 분명합니다.

그런데 그 후 26년 동안 전혀 검사를 받지 않은 것을 보면 기본적으로 의료와 거리를 두고 싶어 하는 분이겠지요.

그렇다면 이번 입원은 어찌 된 일일까요. 때를 놓쳐버릴 수도 있었던 심근경색 치료를 받고 백내장 수술 후엔 눈이 잘 보이게 됐다며 기뻐하시길래 저는 영락없이 선생님이 의료에 대한 생각을 바꾸신 줄 알았습니다. (실제로 조금은 달라지셨을 겁니다.)

그런데 본인은 그렇지 않다고 하십니다. 저는 아직도 이해되지 않는 부분이 있으나 선생님이 쓰신 장을 읽고 독자가 각자 판단해 보시는 것도 좋겠습니다.

다만, 대학원에서 공부하던 시절 클론을 갖고 싶어 했다든가 누구보다 빨리 코로나 백신을 맞아보고 싶다는 이야기를 들으면 '요로 선생님은 역시 과학자구나' 하고 느낍니다.

게다가 요로 선생님의 병원 거부는 일반인의 병원 거부나 의사 거부와는 분명히 다릅니다.

건강정보이해력이 낮은 일본인

제가 암 검진을 권하는 이유는 조기일 때 대부분 암은 나을

요로 선생님, 57세 때의 폐 영상

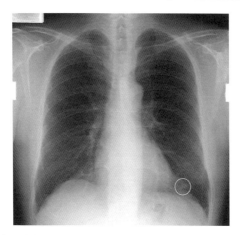

동그라미 표시한 부분이 처음 지적받은 부분. 분명히 우려스러운 부분이지만 폐암이라고 확신하긴 어렵습니다.

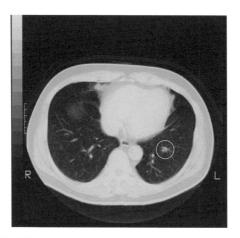

CT 정밀검사. 동그라미 친 부분은 오랜 염증 같아 보이기도 하는데, 2020년 CT에서는 완전히 없어진 상태였습니다.

수 있기 때문입니다. 그러나 초기 암은 자각증상이 없습니다.

반대로 자각증상이 나타난 후에 발견되는 암은 대부분 진행된 상태입니다. 완치되지 않을 확률이 높아집니다.

일본에서 암 검진율은 2~3퍼센트 정도입니다. 정부가 조사한 '암 검진을 받지 않은 이유'(2016년)에서 가장 많은 이유는 '검사받을 시간이 없어서'(30.6퍼센트)였습니다. 그러나 실제로 반나절만 쉬면 검진은 가능합니다.

2위는 '건강 상태에 자신이 있기 때문에 필요성을 느끼지 않아서'(29.2퍼센트)입니다. 초기 암은 자각증상이 없으므로 초기 암에 대한 지식이 있다면 이런 이유는 댈 수 없습니다.

3위 '필요할 때 언제든 병원에서 검사를 받을 수 있어서'(23.7퍼센트)도 마찬가지로 의료기관에는 증상이 있을 때 가게 되므로 초기 암에 대해 알고 있으면 이것도 이유가 될 수 없습니다.

4위 '비용 때문에 경제적으로 부담이 되어서'(15.9퍼센트)는 지방자치에서 지원하는 검사의 비용이 저렴하다는 사실을 몰라서 답한 경우겠지요

5위는 '암이라는 결과가 나올까 봐 무서워서'(11.7퍼센트)

요로 선생님, 병원에 가다

입니다. 이건 진정 이해하기가 어렵습니다. 그렇지만 실제로 몸 상태가 나빠도 큰 병일까 봐 무서워서 병원에 안 간다는 이야기를 종종 듣습니다. 병원 거부, 의사 거부라는 사람 중에도 몇몇은 이런 유형이겠지요.

의료에 대한 올바른 지식이 있으면, 1~5위 중 어떤 대답도 이유가 되지 않습니다. 이러한 조사 결과는 일본인의 건강정보이해력(health literacy; 건강과 의료에 관한 정보를 정확히 이해하고 활용하는 능력)이 낮다는 점을 여실히 나타냅니다. 건강정보이해력이 낮은 사람은 질병이나 치료와 관련한 지식이 적은 데다 암 검진이나 예방 접종을 하지 않기 때문에 질병의 증상이 나타나도 알아채기 어려워 사망률도 높아집니다.

건강정보이해력의 국제 비교조사에서는 국가·지역별 평균점(50점 만점)으로 네덜란드가 37.1점으로 가장 높게 나타났습니다. 아시아에서는 코로나 대책에서도 우등생인 한국이 34.5점으로 가장 높은 데 비해 일본은 미얀마와 베트남보다 훨씬 낮은 25.3점으로 최하위였습니다.

어느 정도 의료 지식이 있으면 자기 몸 상태의 변화를 민감하게 감지할 수 있습니다. 요로 선생님이 말씀하시는 '몸의 소리를 듣는 일'이 가능해지는 것입니다. 의료 정보에 대한 이해력이 낮은 사람은 몸의 소리를 들을 수가 없습니다. 큰 병일까 봐 병원에 가기를 꺼리는 그야말로 본말전도에 빠지지 않게 될 테지요.

요로 선생님은 임상의가 아니었지만 의사(해부학자)이므로 보통 사람보다 의료 정보 이해력이 월등히 높습니다. 다만 병원에 갈지 말지 결정하기까지 그토록 고민한 이유는 의료에 휘말리는 것이 자신의 철학에 반하는 일이기 때문입니다. 제1장에서 선생님 본인이 언급했듯이 선생님은 '의료계 괴짜'입니다. 무서워서 병원에 가지 않는 사람과는 분명히 다르겠지요.

암 검진은 받는 편이 낫다

저는 환자에게 잔소리를 많이 하는 의사는 아닙니다. 그러나 건강검진, 암 검진만큼은 꼭 받으시기를 권합니다.

현재는 일본인 남성 2명 중 1명, 여성 3명 중 1명은 사는 동안 암에 걸린다고 합니다. 암은 유전자의 노화와 연관된 질병이므로 나이가 들수록 암 발병 확률은 증가하게 됩니다.

이와 동시에 젊은 암 환자도 증가하고 있습니다. 매년 일본인 100만 명 이상의 새로운 암 환자가 생겨납니다. 그 30퍼센트가 20~64세로 한창 일할 나이의 사람들입니다. 이 연령대에서 암 환자 수는 2000년부터 10년 동안 약 9만 명 증가했습니다.

젊은 암 환자가 증가한 이유 중 하나로 건강검진과 같은 검사를 통해 우연히 발견하는 사례가 증가했기 때문이라고 알려져 있습니다.

앞에서 언급했듯이 암은 조기에 발견하면 나을 수 있는 질병입니다. '5년 생존율'이라 하여 치료 후 5년이 지나면 암이 완치되었다고 보는데, 암 전체 5년 생존율은 68퍼센트 정도입니다. 암을 조기에 발견하면 이 숫자는 95퍼센트까지 올라갑니다. 걸리면 반드시 죽는 병이 아닙니다.

지자체에서 시행하는 건강검진에는 폐암, 위암, 대장암, 유방암, 자궁경부암 검진이 포함됩니다. 이중 대장암, 유방암, 자궁경부암 검진은 사망 위험을 낮춘다는 국제적 통계가 있으며 폐암과 위암 검진 또한 유효성이 입증되었습니다. 이러한 '5개 암 검진'은 받지 않으면 손해라고 늘 주변에 이야기합니다.

앞서 설명한 대로, 지자체에서 시행하는 검진은 비용이 저렴합니다. 지자체에 따라 약간 차이가 있으나 자기 부담은 무료에서 500~1,000엔 정도입니다.

암 검진에서 발견되었을 때 생존율은 높아집니다. 검진으로 발견한 대장암의 5년 생존율은 90퍼센트 이상이지만 그 외의 방법으로 알게 된 경우에는 60퍼센트 정도까지 내려갑니다. 이처럼 위암의 생존율은 각각 88퍼센트와 53퍼센트, 유방암은 93퍼센트와 84퍼센트, 자궁경부암이 94퍼센트와 71퍼센트입니다.

물론 다른 암에 걸릴 가능성도 있습니다. 췌장암처럼 사망률이 높고 조기에 발견하기 어려운 암도 있습니다.

하지만 암은 생존을 위협하는 위험 요인 중 한 가지일 뿐, 모든 위험 요인을 없앨 수는 없습니다.

다만 적어도 이 5개 암은 검진으로 생존율을 높일 수 있으니 적극적으로 검진을 받는 편이 좋습니다.

요로 선생님, 병원에 가다

발견하지 않아도 되는 암이 있다

조기에 발견하지 않아도 되는 오히려 발견하지 않는 편이 나은 암도 있습니다. 그중 하나가 갑상샘암(갑상선암)입니다. 경미한 수준의 암까지 포함하면 고령자 대부분은 갑상샘암을 앓고 있습니다.

한국에서는 갑상샘암 검사가 널리 퍼져 20년 사이 암 발견이 15배 증가하였습니다. 그러나 사망자 수는 줄지 않았습니다. 원래 갑상샘암으로 사망에 이르는 일은 극히 드물기 때문입니다.

갑상샘암으로 진단을 받으면 암에 걸렸다는 정신적 충격을 받게 됩니다. 갑상샘 완전 적출 수술을 받으면 호르몬 약을 평생 먹어야 합니다. 검진에 따르는 부정적인 면이 크기 때문에 저는 갑상샘암 검진을 권하지 않습니다. 한국의 사례는 '과다 검진' 때문이었다고 생각합니다.

이 같은 일은 일본에서도 일어납니다. 2011년 동일본 대지진으로 원전폭발사고가 일어난 후쿠시마현에서는 당시 18세 이하 모든 주민을 대상으로 갑상선 검사를 시행했습니다.

그 결과 200명 넘는 소아 갑상샘암이 발견되었습니다. 그 후로 원전사고와 갑상샘암의 증가를 연관시키는 내용이 보도 되기도 했으나 이는 오해로 밝혀졌습니다.

후쿠시마현 주민 건강 조사위원회와 국제 원자력기관, 국 제과학위원회 등 국제기구는 '소아의 갑상샘암 발병과 방사선 피폭과의 연관성을 인정할 수 없다'라고 발표하였습니다.

갑상샘암은 청년과 어린이에게도 드물지 않습니다. 원래 어 린이에게 있던 무해한 갑상샘암을 정밀검사로 발견해 낸 것입 니다. 한국 사례와 마찬가지로 과잉 진단이었습니다.

한국은 갑상샘암이 감소하는 추세입니다. 여기에는 2014년 무렵부터 한국 과학자가 갑상샘암의 과잉 진단에 대해 경종을 울리면서 언론에서도 이를 크게 다루었다는 사회적 배경이 깔 려있습니다. 이후 갑상샘암 검진 수는 가장 많았을 때의 절반 으로 줄었고 암 발견 수도 급격히 감소하였습니다.

또 한 가지, 전립샘암(전립선암)도 발견하지 않아도 되는 암 입니다. 고령 남성에게 많은 전립샘암의 5년 생존율은 스테이 지 I 에서 III 까지가 100퍼센트로 스테이지 IV을 포함해도 98.6 퍼센트입니다. 10년 생존율도 95.7퍼센트입니다. 약간의 예외

요로 선생님, 병원에 가다

를 제외하면 전립샘암으로 생명을 잃는 일은 없습니다.

전립샘암 검진은 혈액 검사의 PSA(전립샘암 종양표지자) 수치로 확인합니다. 지자체에 따라 65세 이상 주민을 대상으로 이 항목을 검진에 포함하기도 합니다.

그러나 이 검진의 수검자 1천 명 가운데, 전립샘암에 따른 사망을 피할 수 있는 사람은 단 1명꼴입니다.

한편 수검자 1천 명 중 30~40명에게 치료로 인한 발기 장애와 배뇨 장애가 나타나고, 2명은 중증의 심혈관 장애가 발생하며 1명은 폐 또는 하지에 심각한 수준의 혈전이 생깁니다. 게다가 1천 명 중 0.3명이 치료 합병증으로 인해 사망합니다.

과잉 치료를 피하기 위해 초기 전립샘암에 대해 '감시요법'이 국제적인 표준치료법이 되었습니다.

구체적으로는 3~6개월마다 직장수지검사, PSA검사 또는 1~3년마다 전립샘 생검을 실시하고 악화하지 않으면 경과관찰(감시)을 계속합니다. 최근에는 생검 대신 몸에 부담이 적은 MRI(자기공명화상장치)로 대체하기도 합니다.

서구권의 대규모 연구에서도 감시요법에 따른 10년 생존율은 수술·방사선 치료와 차이가 없다는 사실이 밝혀졌습니다.

갑상샘암이나 전립샘암은 발견했을 때의 부정적인 면을 고려하면 발견하지 않아도 되는 암이 아닐까 생각합니다.

심근경색도 예방 가능한 질병

갑상샘암이나 전립샘암처럼 몰라도 되는 암은 지극히 소수입니다. '암은 방치해도 된다'라는 어느 의사가 쓴 책이 화제가 된 적 있는데, 이것이 모든 암에 해당하지는 않습니다. 정확히는 거의 모든 암에 해당하지 않는 방식입니다.

암은 대부분 방치하면 조기 치료의 기회를 놓쳐버립니다. 그대로 두면 암이 몸 여기저기로 전이되어 치료가 힘들어집니다. 암으로 인한 사망을 피하려면 조기 발견이 무엇보다 중요합니다.

암은 생활습관으로 예방할 수 있는 병이기도 합니다. 암 발병 위험을 낮추는 데는 금연, 절주가 널리 알려져 있는데, 이에 더해 저는 운동을 추천하고 싶습니다. 코로나 시기, 사람들의 운동 부족 문제가 종종 거론되는데, 사실 운동 부족은 암 발병 위험을 높입니다. 반대로 운동을 많이 하면 할수록 암 발병 위험을 줄이기 때문에 이런 상황이지만 자신에 맞는 운동법을 모색하기를 바랍니다.

요로 선생님에게 나타난 심근경색도 예방이 가능한 질병입니다. 제3장에서 요로 선생님이 '혈관의 노화'라고 말씀하셨듯이 나이가 들면서 혈관도 노화합니다. 의학적으로는 동맥경화라고 하는데 동맥이 탄력성을 잃고 약해지는 질병입니다. 동맥경화가 진행되면 혈전(피딱지) 등에 의해 혈관이 막히기 쉬워집니다. 요로 선생님처럼 심장 관상동맥이 막히는 것이 심근경색 등의 허혈성 질환입니다.

또 동맥경화가 진행되면 뇌혈관도 막히기 쉬워집니다. 뇌혈관이 막히면 뇌경색 등의 뇌혈관 장애가 일어납니다.

심근경색이나 뇌경색은 치사율이 높은 질병인 데다 뇌경색은 생명을 건져도 반신불수 등의 후유증이 남기도 합니다. 이러한 질병을 유발하는 동맥경화는 확실히 혈관 노화 때문이긴 하지만 노화의 진행방식에는 개인차가 있습니다. 또 생활습관으로도 달라집니다.

동맥경화를 일으키는 위험인자로는 고혈압, 당뇨병, 이상지질혈증(고지혈증), 비만, 흡연 등이 잘 알려져 있습니다. 요로 선생님은 당뇨병에 흡연자이니 동맥경화 유발 요소를 적어도 두 가지는 가지고 있는 셈입니다.

고혈압, 당뇨병, 이상지질혈증은 건강검진으로 확인 가능합니다. 건강검진은 암 검진과 함께 지자체 주민을 대상으로 하는 검사에서 받을 수 있습니다. 회사원이라면 회사가 가입한 건강보험조합의 건강검진을 받으면 됩니다.

당뇨병과 이상지질혈증은 혈액 검사 수치로 알 수 있습니다. 당뇨병은 혈당치와 헤모글로빈 A1c, 이상지질혈증은 HDL콜레스테롤과 LDL콜레스테롤, 중성지방 수치로 판단합니다. 혈압은 집에서도 측정이 가능합니다.

비만은 고혈압, 당뇨병, 이상지질혈증의 전 단계인 메타볼릭신드롬(대사증후군) 위험이 증가합니다. 특히 복부 지방이 많은 유형의 비만이 위험하다고 알려져 있으니 배가 나오지 않도록 신경 써야겠지요.

비만과 당뇨병은 암 발병 위험을 높입니다. 비만 때문에 당뇨병이 생기는 사람도 적지 않습니다. 암 예방에는 체중 조절이 중요한 이유가 바로 이 때문입니다.

암 검진과 건강검진을 매년 받고 고혈압, 당뇨병, 이상지질혈증, 비만을 예방하고 치료하면 수명이 늘어날 확률이 무척 높아집니다.

코로나 시국, 외출 자제로 암 환자가 증가?

감염증도 예방할 수 있는 질병입니다. 코로나 시국에 필수가 된 마스크 착용과 손 씻기의 성과로 2020~21년 인플루엔자 환자 수가 급감하였습니다. 신종 코로나와 인플루엔자가 동시에 유행하지 않을까 언론은 몰아갔지만 인플루엔자는 전혀 존재감이 없었을 정도로 유행하지 않았습니다.

한편 겨울이 되고 신종 코로나는 제3차 유행을 맞아 또다시 감염자가 급증했습니다.

이는 신종 코로나가 인플루엔자보다 감염력이 강한 바이러스이기 때문이겠지요. 제3차 유행과 함께 일본 정부는 한정된 지역이긴 하지만, 두 번째로 긴급사태를 선언하고 국민에게 외출 자제와 재택근무를 요청했습니다.

재택근무를 하면 만원 전철 등에서 발생하는 타인과의 접촉을 피하고 출퇴근 이동 시간이 사라지므로 시간을 효과적으로 활용할 수 있다는 장점이 확실히 있습니다. 그러나 재택근무에는 건강 측면의 위험 요소 또한 숨어 있습니다.

우선 술과 담배 소비량의 증가입니다. 집에 있으면 다른 사람의 눈치를 볼 필요가 없습니다. 게다가 외출을 자제해야 하니 밖에 나가고 싶어도 나갈 수가 없습니다.

특히 2021년 긴급사태 선언에는 식당에서의 취식 자제라는 내용이 포함되어 있어서 술집에 가기도 꺼려집니다.

필연적으로 술을 좋아하는 사람은 음주량이 늘고 담배를 피우는 사람은 흡연량이 늘어납니다. 과도한 음주, 흡연이 암 발병 위험을 높이는 것은 당연하겠지요.

WHO(세계보건기구)는 코로나 예방을 위해 음주를 자제하도록 당부합니다. '과음하면 면역력이 약해져서 바이러스로부터 몸을 지키는 능력이 떨어질 수 있다'라고까지 지적하고 있습니다.

재택근무 연장화에 스트레스를 느끼며, 음주량이 증가한 사람은 제 주변에도 있습니다. 미국에서는 재택근무자 3명 중 1

요로 선생님, 병원에 가다

명이 집에서 술을 마신다고 대답했습니다.

또 다른 문제는 집에서 앉은 자세로 계속 생활하다 보면 운동 부족이 되기 쉽고 암을 포함한 각종 질병의 발병 위험성이 높아진다는 점입니다.

미국 텍사스대학 MD 앤더슨 암센터는 약 8천 명에게 가속도계를 장착하게 하고 연속 7일간 앉아 있는 시간과 신체를 움직이는 시간을 상세히 관찰하였습니다.

연구 결과, 비만과 흡연 등의 위험 요소를 조정해도 오래 앉아 있는 사람의 암 사망률이 높게 나타났습니다.

암 사망률이 높아지는 메커니즘에 대해서는 아직 밝혀지지 않았지만 장시간 계속 앉아 있을 때 발생하는 혈액순환의 악화, 근육 대사 저하, 호르몬 균형의 변화 등의 여러 요인이 연관되어 있다는 견해가 일반적입니다.

참고로 너무 오래 앉아있어서 생기는 건강 위험성을 상쇄하려면 하루에 60분 이상의 운동이 필요합니다.

MD 앤더슨 암센터의 연구에서는 앉아있는 시간 30분을 걷기 등 가벼운 운동으로 치환하면 암 발병 위험을 8퍼센트 감소할 수 있고 중간 강도의 운동으로 치환하면 암에 걸릴 가능성이 31퍼센트나 낮아진다고 합니다.

코로나 때문에 암을 조기에 발견하기 어렵다

코로나 시국에 발생한 문제 중 하나는 많은 사람이 의료기관 진료를 자제하게 되었다는 점입니다. 병·의원 경영이 힘들어질 정도로 내원 환자가 급감하였고 앞으로 경영이 어려워 파산하는 병원도 나오리라는 전망입니다.

의료기관에 가지 않는 이유는 단 하나, 코로나 감염 우려 때문입니다. 코로나 제3차 유행 때는 병상 부족으로 심근경색 같은 응급환자를 받아줄 병원을 찾는 데 몇 시간이나 걸리는 문제가 발생하기도 했습니다.

응급환자뿐만이 아닙니다. 코로나의 영향으로 일부 병원에서는 암 치료의 연기 또는 중지가 더는 낯선 일이 아닙니다. 감염 위험이 있으니 안전하게 치료를 진행할 수 없을뿐더러 암 치료로 인한 감염과 증상 악화의 위험이 커지기 때문입니다.

그렇다고 해서 특히 암이 다른 질병에 비해 코로나 감염 시 치사율이 더 높은 것은 아닙니다. 중국 질병예방통제센터가 발표한 자료에 따르면 코로나 감염증 치사율은 심혈관질환 10.5퍼센트, 당뇨병 7.3퍼센트, 만성호흡기질환 6.3퍼센트, 고혈압 6.0퍼센트, 암은 5.6퍼센트입니다.

그러나 흉부 암(90퍼센트 이상은 폐암)의 치료를 받은 400명을 분석한 결과, 코로나 감염을 진단받은 날부터 과거 3개월 이내 화학 치료(항암제)를 받은 환자에게서는 코로나로 인한 사망 위험이 현저히 커지는 것으로 나타났습니다.

또 400명 중 사망자는 140명으로 그중 약 80퍼센트가 신종 바이러스 감염증으로 숨을 거두었습니다. 한편 암이 진행되어 사망한 경우는 약 10퍼센트였습니다.

더욱이 사망자 가운데 화학 치료를 받던 사람은 약 47퍼센트였으나 방사선 치료를 받던 사람은 9퍼센트에 지나지 않았습니다. 이 결과는 치료법에 따라서 코로나로 인한 사망 위험이 달라진다는 점을 시사합니다.

이런 데이터를 들이밀면 병원이 더욱 꺼려질 수도 있겠지만 제1장에서 요로 선생님이 말씀하신 것처럼 '병은 코로나뿐만이 아닙니다.' 지금 같은 진료와 검진의 공백이 계속되면 코로나 종식 후에는 암이 급증할 가능성도 있습니다. 암 검진의 일시 정지 상황이 특히 우려됩니다.

코로나 감염이 확대되면서 정기 건강검진이나 암 검진을 중지하는 일이 잇따르고 있습니다.

2020년 6월 이후로 검진시설 절반 남짓이 검진을 시행하지 않거나 일부 제한된 항목만 이어가는 실정입니다. 검진 중지는 설비 내 감염을 예방하는 데 목적이 있으나 코로나 외의 질병을 간과할 위험이 있습니다.

기업에서는 주로 매년 4~5월 건강검진을 시행하는데, 그 시기가 코로나 1차 대유행과 맞물려 시행을 중지한 곳이 많았습니다.

감염 확대가 잠잠해졌던 6월 이후에 연기했던 검진을 서서히 재개하였으나 '3밀(밀폐, 밀접, 밀집)' 금지 지침을 따르기 위해 설비 수용 능력의 60~70퍼센트 수준으로 수검자 수를 제한할 수밖에 없었습니다.

이런 이유로 검진을 미루는 사람이 많아진다는 사실이 무척 걱정스럽습니다. NPO법인 일본건강검진협회는 '코로나 때문에 건강검진을 미루다가 다른 질병으로 사망할 확률을 높이는 것은 아닌가'라며 현 상황에 경종을 울렸습니다.

암 검진도 예외는 아닙니다. 일본 암협회가 각 지부의 협력을 얻어 실시한 설문조사에 따르면 3분의 2 이상의 지부에서 '수검자 수가 30퍼센트 이상 감소할 것'이라 예상했습니다. 수검자 수 감소는 2020년 3월 하순부터 두드러지게 나타났습니다. '건강검진시즌'이 시작되는 4월 수검자 수가 3만 명 줄었는데, 이는 전년도에서 15퍼센트 정도 하락한 수준입니다. 5월에는 3만 7천여 명으로 전년의 8퍼센트까지 줄었습니다.

같은 해 긴급사태 선언이 5월에 해제되면서 6월부터는 각지에서 검진이 재개되기 시작했습니다. 그러나 후생노동성의 '3밀' 금지 지침을 준수하기 위해 시간당 수검자 수 제한 등의 조치가 취해졌습니다.

일본 암협회 각 지부의 암 검진 시행 건수는 총 1,100만 건으로 1만 3천 명의 암이 발견되었습니다. 앞서 언급한 설문조사에서 예상한 대로 수검자 수가 30퍼센트 감소하면 단순 계산으로 암 발견 건수가 약 4천 명 가까이 줄어들 수도 있습니다.

암 발견이 줄어들 뿐 발병 자체가 줄지는 않으므로 코로나 종식 후에 암을 발견했을 때는 암이 진행된 상태일 확률이 커진다는 점이 염려될 따름입니다.

백신 미접종으로 아이들이 위험해진다

코로나 시국의 건강검진 공백이 가장 심각한 곳은 소아과입니다. 제가 근무하는 도쿄대병원에는 소아과 진료가 40퍼센트나 줄었습니다.

그 결과 아이들은 맞아야 할 백신을 접종하지 못하고 있습니다. 현재 초등학교 입학 전까지 공공부담으로 접종하는 백신은 총 여덟 가지로 Hib(b형 헤모필루스 인플루엔자), 폐렴구균, B형 간염, BCG, 홍역·풍진 혼합 등입니다. 특히 생후 1년 전까지는 여러 종의 백신을 접종해야 합니다. 그런데 요즘에는 보호자가 코로나 감염을 우려해 접종을 연기하는 경향이 있습니다.

당장은 그 영향이 눈에 보이지 않으나 코로나 이후에 각종 감염증, 바이러스가 원인이 되는 암 발병의 증가로 이어질 가능성이 큽니다.

코로나 백신 개발이나 접종 일정에 관해 언론에서 대대적으로 보도되지만, 영유아 어린이의 백신 미접종 문제는 거의 다뤄지지 않는 실정입니다.

자궁경부암 등을 예방하는 HPV백신은 상황이 더욱 참담합니다. 2013년에 정기접종화된 HPV 예방 백신은 세계적으로는 한 세대 전 유형이지만, 자궁경부암을 70퍼센트 예방한다는 사실이 밝혀졌습니다.

자궁경부암은 성관계를 통해 옮는 암으로 거의 100퍼센트 인유두종 바이러스(HPV) 감염입니다. 성관계를 시작하는 나이가 빨라지면서 현재는 자궁경부암 발병이 30대에서 가장 많이 나타나며 20대에도 급증하는 추세입니다.

HPV 감염 예방에 가장 효과가 뛰어난 백신이 바로 HPV백신입니다. WHO는 이 백신을 널리 접종하도록 모든 국가에 권장합니다. WHO가 가장 우선으로 삼는 접종 대상은 9~14세 여아인데 여아의 접종률이 50퍼센트를 밑돌 때는 남아의

접종도 유효하다고 보고 있습니다. (일본에서는 남아는 접종
하지 않습니다.)

이 백신의 접종률이 70~80퍼센트였던 지금의 20대 초반 여
성은 자궁경부암 발병 위험이 그 위의 나이대 여성보다 절반
가량 낮다는 계산이 나옵니다.

매년 1만 1천 명이 자궁경부암에 걸리는데, 백신 접종을 한
20대 초반 여성만 5~6천 명 정도 암 발병이 감소하고 백신 접
종을 하지 않은 10대 여성부터는 자궁경부암에 걸리는 사람이
다시 1만 1천 명으로 늘어나고 말겠지요.

코로나 이전, HPV백신 접종 후 '부작용'을 호소하는 보도
가 나오면서 정부는 '적극 권장을 일시 중단'하였습니다. 그래
서 70퍼센트였던 접종률이 0.3퍼센트까지 급격히 하락하였습
니다.

그 후 의학적 조사에서 백신 접종과 부작용은 연관이 없다
고 밝혀졌으나 접종률이 회복되지 않는 사이, 이번에는 코로
나로 인한 진료 공백이 덮쳐왔습니다. 국민의 생명을 지키는
백신은 코로나 백신뿐만이 아닙니다. 코로나 종식 이후 정부
의 적절한 대처를 기대해봅니다.

신종 코로나 백신은 안전한가

코로나 백신은 경이로운 속도로 실용화되었습니다. 벌써 일부 국가에서는 접종이 시작되었습니다. 일본에도 2021년 2월부터 의료종사자 등을 대상으로 접종이 개시됩니다.

여기서 백신의 작용 원리를 간단히 살펴보겠습니다. 생물(인간을 포함)은 자기 몸을 지키기 위한 '면역'이라는 방어 기능을 갖추고 있습니다. 이물이 체내에 침입했을 때 그것을 없애려는 힘이 '면역력'입니다. 다만 처음으로 침입한 이물에 대해서는 면역력이 충분히 발휘되지 않습니다. 같은 이물이 반복적으로 침입하면 더 강한 면역력을 발휘하지요.

감염증을 예방하는 백신은 이 면역 특징을 이용한 것으로 약한 이물을 일부러 체내에 주입하고 바이러스에 대한 저항력을 다져두는 데 목적이 있습니다.

일반적으로 백신 개발에는 10~15년이 걸립니다. 저도 처음엔 코로나 백신이 개발되기까지 2~3년 정도 걸리지 않을까 생각했습니다. 그런데 이번에 이토록 빨리 백신이 실용화된 것은 의료 기술의 진보가 이루어낸 결과겠지요.

일본에서 백신 접종은 감염 위험이 큰 의료 종사자를 시작으로 65세 이상의 고령자, 기저 질환자, 일반인 순으로 예정되어 있습니다. 요로 선생님은 65세 이상의 기저 질환자이므로 두 번째 그룹에 속합니다.

그런데 첫 번째 그룹인 의료 종사자 모두 접종을 긍정적으로 바라보는 것은 아닙니다. 닛케이 메디컬 온라인과 닛케이 바이오테크가 2020년 11월 20일부터 12월 2일까지 시행한 설문조사에 따르면 응답한 의사(6,830명) 가운데 '조기 백신 접종을 희망한다'라고 생각하는 사람은 35퍼센트, '조기에 백신을 접종하고 싶지 않다'가 30퍼센트, '잘 모르겠다'가 35퍼센트로 총 65퍼센트의 의사가 조기 접종에 회의적이었습니다.

더욱이 '조기에 백신을 접종하고 싶지 않다'라고 대답한 의사(2,019명)에게 이유를 물었더니 70퍼센트 이상이 '백신의 안전성이 아직 충분히 검증되지 않아서'라고 답했습니다. 즉 안전성이 확보되었는지 우려하는 것입니다.

백신은 건강한 사람을 대상으로 수만 명부터 수억 명 단위로 사용되므로 일반적인 의료품 이상으로 높은 안전성이 요구됩니다. 그러나 사람의 체질은 저마다 다르기 때문에 1만 명 중 1명, 10만 명 중 1명의 부작용도 문제가 됩니다.

후생노동성 홈페이지에 게재된 신종 코로나 백신 Q&A에는 '지금까지 어떤 부작용이 확인되었나요?'라는 질문에 '일본에 공급 예정인 해외 백신(화이자, 아스트라제네카, 모더나, 노바백스가 개발 중인 백신)은 백신 접종 후 백신 접종과 인과관계가 없는 것을 포함하여 접종 부위의 통증, 두통, 무기력, 근육통 등의 부정적 증상', '드물게는 아나필락시스(급성 알레르기 반응)가 보고되었다'라는 답변이 있습니다.

'아나필락시스가 일어났을 때는 접종을 받은 장소나 의료기관에서 바로 치료를 진행한다'라고 하며, 현재로써는 이런 위험성이 알려진 상태입니다. 백신 접종을 할 때는 이런 점도 충분히 고려할 필요가 있습니다.

건강하게 장수하기 위한 조건

코로나 백신을 빨리 맞고 싶다는 등 의료 기술의 진보를 긍정적으로 받아들이는 요로 선생님의 모습이 제게는 다소 뜻밖이었습니다. 《노화의 종말》에 대한 공감도 그런 의외의 모습 중 하나였습니다.

요로 선생님의 추천으로 저도 그 책을 읽어보았습니다. 미래에 대해 낙관적인 주장이긴 하나 이 책의 내용 일부는 실현되리라 생각합니다.

요로 선생님도 언급하셨던 야마나카 교수의 iPS 세포 또한 젊음을 되찾는 의료 기술 중 하나입니다. 어떤 의미로는 오래된 장기를 새롭게 한다는 사고방식입니다. 타인의 장기를 이식하면 이물로 인식하여 거부반응이 일어나지만 iPS 세포는 자신의 유전자를 가진 장기를 이식하므로 거부반응이 일어나지 않습니다. 실용화되면 망가진 장기를 새 장기로 간단히 교체할 수 있게 될지도 모릅니다.

일본은 테러나 내전과 거리가 멀어 평화롭게 살기 좋은 나라입니다. 의료 수준도 높고 원래 장수할 수 있는 조건을 갖춘 나라입니다. 젊음을 되찾는 의료가 실용화되면 거의 전 국민이 100세까지 건강하게 사는 시대를 실제로 맞이할 수도 있겠

요로 선생님, 병원에 가다

지요.

그런데 굳이 노화를 멈추는 기술을 기다리지 않아도 현시점에서 몇 가지만 주의하면 더 많은 사람이 장수할 수 있습니다. 가장 중요한 것은 암으로 인한 사망을 피하는 일입니다. 암 검진으로 그 위험을 현저히 감소시킬 수 있습니다.

또 심근경색이나 뇌경색으로 사망하지 않으려면 고혈압, 당뇨병, 이상지질혈증을 예방 또는 치료해야 합니다. 사실 저도 혈압약을 먹고 있습니다. 요로 선생님만큼 심하지는 않았지만 처음에는 약을 먹어야 할지 말아야 할지 고민했습니다. 혈압을 전문으로 하는 동료 의사에게 조언을 구했더니 약을 먹는 편이 낫다고 하여 복용을 결심했습니다.

운동하거나 과식을 피하는 등 합리적 범위 안에서 스스로 가능한 일은 적극적으로 실천해야 합니다. 일본은 경제면에서는 부진한 상황이나 상대적으로 보자면 괜찮은 나라입니다. 세계에는 장수가 가능한 조건이 적은 국가나 지역도 있습니다. 일본에서 태어나 살아가는 사실을 조금 더 행복하게 느껴도 좋지 않을까요. 그래서 장수도 가능한 것이니까요.

하지만 피할 수 없는 운명도 있습니다. 조기 발견이 어려운 췌장암에 걸리거나 치매에 걸릴 수도, 애꿎은 교통사고에 휘말려 사망할 수도 있습니다. 피할 수 없는 불운은 생명을 따라다닙니다.

이토록 부정적인 미래만 생각하다 보면 우울해지기 마련입니다. 반대로 오래 살 수 있다고 생각하며 한참 후의 미래를 그리는 지나친 희망도 불안을 가져옵니다. 우리의 앞에는 반드시 노화와 죽음이 기다리고 있기 때문입니다. 시간은 인간을 괴롭힙니다.

그 점은 요로 선생님 말씀처럼 대뇌를 발달시켜온 인간의 숙명입니다. 대뇌가 있기 때문에 미래를 걱정하고 그 뒤에 있을 죽음을 생각합니다.

암은 그 전형입니다. '5년 생존율' 등 시간에 지배를 받는 질병입니다. 환자는 5년이 지나면 '완치되었다'라고 믿고 싶어합니다. 5년째가 되는 검진 날 밤에는 거의 모든 환자가 축배를 든다고 하더군요.

다시 고양이에 관한 이야기입니다만, 고양이에게는 현재밖

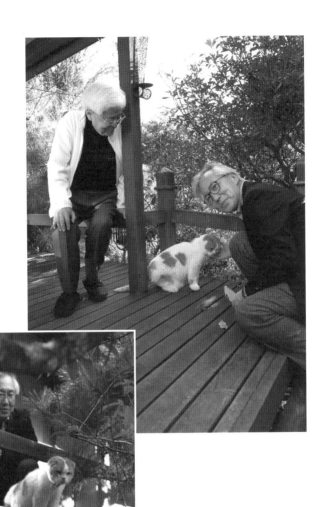

고양이를 좋아하는 나카가와 선생님이
요양 중인 마루와 만났습니다.
미래를 생각하지 않고
현재에 집중하는 고양이의 삶에
시간이라는 속박에서 벗어날 수 있는
힌트가 있다고 나카가와 선생님은
말합니다. (2020년 12월 6일 촬영)

에 없습니다. 미래의 일은 전혀 생각하지 않습니다. 그래서 자기 죽음에 대해서도 생각하지 않습니다. 고양이는 매 순간을 그저 열심히 살아갑니다.

인간도 고양이처럼 살 수는 없을까요. 그래서 저는 생활 속 '마음 챙김(mindfulness)'을 추천하고자 합니다. 마음 챙김, 즉 마인드풀니스는 좌선 등 불교 명상법에서 나온 개념으로 '지금 이 순간을 소중히 하는 삶의 방식'을 말합니다.

마인드풀니스에는 두 가지 주요 요소가 있습니다. 한 가지는 지금 자신이 어떤 상태이든 절대 '판단하지 않기'이고 또 한 가지는 '지금 이 순간에 의식을 집중하기'입니다. 판단하지 않음으로써 진정한 자신의 모습 그대로 있을 수 있고 지금 이 순간에 의식을 집중하면 주변의 일들로 정신이 흐트러지지 않아 마음이 평온해집니다. 암 환자는 시간에만 마음이 쏠려 있으므로 시간에 구애받지 않는 생활이 필요합니다. 제가 환자에게도 마인드풀니스를 추천하는 이유입니다.

마인드풀니스 상태가 되려면 대뇌의 움직임을 일시적으로 차단해야 합니다. 요로 선생님 말씀대로, 도시에 사는 사람은

요로 선생님, 병원에 가다

대뇌가 만들어낸 도시를 떠나 자연을 찾아가면 현재에 의식을 집중하는 시간을 갖는 데 도움이 됩니다.

요로 선생님은 실제로 현대판 '참근교대(参勤交代; 일본 에도시대 각 번의 다이묘가 정기적으로 지금의 도쿄인 에도에 와 있던 제도)'라며 도시와 시골을 오가면서 업무를 하십니다. 요로 선생님은 1년 중 3개월은 시골에서 살고 나머지 기간은 도시에서 지내는 방식을 도시에 사는 사람에게 제안합니다. 3개월까지는 힘들더라도 가끔은 자연이 있는 곳으로 나가면 시간에 얽매여 있는 대뇌를 리셋할 수 있을 테지요.

요로 선생님의 고양이 마루가 죽다

제1장에서 요로 선생님이 말씀하셨듯이 저는 2018년에 방광암을 조기 발견하여 내시경 수술로 종양을 제거한 적이 있습니다.

자세한 경위는 제5장 대담에서 언급하는 부분을 참고하시면 되겠습니다. 현 상태를 말하자면 재발하지는 않은 상태이며 5년이 지나지는 않았습니다. 암이 다 나았는지 어떤지 아직은 알 수 없습니다. 방광암의 5년 생존율은 46퍼센트라고 합니다.

확률은 5대 5 정도입니다. 저도 수술 후 환부의 극심한 통증으로 몹시 힘들었는데, '이토록 힘든 치료를 하는 의미가 과연 있을까' 하는 생각도 들었습니다.

다시 고양이와 비교해서 생각해볼까요. 제 암은 무증상으로 발견되었습니다. 무증상 암 치료는 수술 또는 입원처럼 힘든 시간을 보냄으로써 미래의 시간을 얻으려는 행위입니다. 고양이는 절대로 그런 일을 하지 않습니다. 고양이는 미래를 생각하지 않기 때문입니다.

참고로 고양이도 암에 걸립니다. 길고양이에게는 많지 않으나 집에서 기르는 고양이는 암에 걸리며 암 때문에 죽기도 합니다.

유방암 조기 검진을 장려하는 '핑크리본운동'처럼 고양이 버전 '캣리본운동'(일본 수의사 암 임상 연구그룹이 설립)도 있습니다. 집에서 기르는 고양이에게도 암 발병이 증가하기 때문에 이런 캠페인이 생기는 것이겠지요.

요로 선생님, 병원에 가다

집에서 기르는 고양이의 암 발병이 증가하는 이유는 인간과 마찬가지로 고령화 때문입니다.

고양이 나이를 사람 나이로 환산하는 방법이 있습니다. 고양이는 생후 1년이면 다 자라므로 고양이 나이 한 살이 사람 나이 열여덟 살에 해당합니다. 그 후로는 해마다 네 살(4.7세로 환산하는 방식도 있다)씩 나이를 먹는다고 계산합니다. 예를 들어, 다섯 살짜리 고양이라면 '18+(4×4)=34세'가 됩니다. 길고양이의 평균 수명은 3~5세라서 암에 걸리는 일이 적은 것입니다.

실내에서 기르는 고양이의 평균 수명은 15세입니다. 최근에는 20세 이상 사는 고양이도 드물지 않습니다. 고양이의 암 발병 증가는 이와 관련이 있습니다.

이 책을 만들 때 선생님의 애묘 마루가 세상을 떠났습니다.

마루의 죽음은 기사화되어 향년 18세로 보도되었습니다. 사람 나이로 치면 90세입니다.

마루가 죽기 3주쯤 전(2020년 12월 6일)에 가마쿠라에 있는 선생님 댁에서 이 책을 위한 추가 취재를 진행했습니다. 그날 마루는 꽤 약해진 상태로 자기 집에 들어가 가만히 있으며 좀처럼 밖으로 나오려 하지 않았습니다.

심부전으로 이틀에 한 번 흉수를 빼러 다녔는데 인간 의사 눈에도 다리와 꼬리가 부어 있는 것이 보일 정도였습니다. 수분 대사 기능이 약해져 신체 여기저기에 물이 고여 있었을 테지요.

마루의 상태가 나빠져서 이틀에 한 번 흉수를 빼러 간다는 이야기를 처음 들었을 때 약간 심술궂은 표현이지만, '본인은 가능한 한 의료를 피하려고 하면서 고양이 의료에는 꽤 정성이시구나' 하는 생각이 들었습니다.

고양이는 사람 말을 이해하지 못하니 자기에게 벌어지는 일을 이해하지 못합니다. 현재 괴로운 시간을 참아내어 미래의 시간을 갖겠다는 발상도 고양이에게는 없습니다.

그래서 마루에게는 하루걸러 한 번씩 동물병원에 데려가 흉수를 빼는 일이 오히려 스트레스가 되지 않을까 싶었습니다.

그 결정의 옳고 그름은 마루의 보호자가 아니므로 뭐라고 말할 수는 없으나 요로 선생님이 마루 치료에 온 힘을 다하는 모습을 보고 있자니 마루는 요로 선생님에게 가족과 같은 2인

나카가와 선생님이
의사 시점에서
휴대폰 카메라로 촬영한
마루. 꼬리까지 부은 것이
보입니다. 흉수뿐만 아니라
체내 수분 대사 능력이
떨어진 상태입니다.
(2020년 12월 6일 촬영)

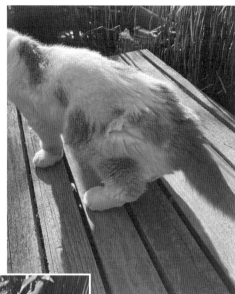

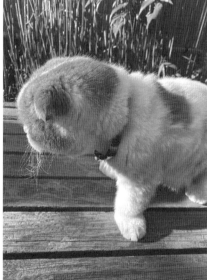

이 사진도 나카가와 선생님이 촬영.
몸에 물이 고여 있어서
경쾌하게 움직이기가
어렵습니다. 나카가와 선생은
보호자인 요로 선생님도 무척
힘드실 것이라고 염려하였습니다.
(2020년 12월 6일 촬영)

칭 존재임이 느껴졌습니다.

마루가 세상을 떠났을 때도 '21일 11시, 마루가 영면하였습니다. 생전 보여주신 후의에 감사드립니다'라는 메시지를 받았습니다.

마루는 NHK방송 '고양이 다큐멘터리 고양이도 주걱도(猫も杓子も; 〈이도 저도 모두〉라는 의미의 관용 표현-옮긴이)'에도 등장하고 사진집도 발매하는 등 일본에서 무척 유명한 고양이였습니다.

그리고 선생님 댁을 방문하는 이들에게 사랑받는 고양이였습니다. 저도 여러 번 만났지만 마루는 사람에게 아양 떨지 않고 제 길을 가는 고양이다운 고양이였습니다. 마루의 명복을 빕니다.

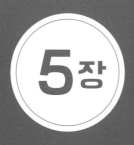

5장

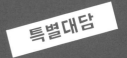

특별대담

현대 의료의 모순과 인간적 의료

요로 선생님, 왜 병원 가기를 싫어하세요?

요로 다케시 × 나카가와 케이이치 × 야마자키 마리

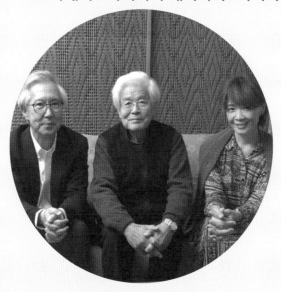

병원에 가는 건 길고양이가
집고양이가 되는 일

야마자키 마리(이하, 야마자키) 올해(2020년) 6월, 요로 선생님이 편찮으셔서 나카가와 선생님한테 진료를 받았다는 이야기를 듣고 깜짝 놀랐습니다. 요로 선생님은 '병원에 안 간 지 꽤 되었다'라고 하셨던 터라 괜찮으실까 걱정했어요. 기운을 차리셔서 정말 다행입니다.

요로 다케시(이하, 요로) 난 웬만해서는 병원에 가지 않아요. 근데 절대 안 간다고는 하지 않았지요. 몸 상태가 나빠지면 갑니다. 그러다 우연히 심근경색이 발견되어 입원하게 됐어요.

나카가와 케이이치(이하, 나카가와) 요로 선생님, 과자는 제 몫까지 드셔도 됩니다. 저는 단 건 별로 안 좋아해서요.

요로 저는 당뇨병이 있는데 말이죠.

야마자키 어머, 저도 선물로 과자를 잔뜩 사 왔거든요.

나카가와 과자 정도는 괜찮잖아요. 지나치게 신경 쓰지 않으셔도 돼요. 저는 환자에게 그렇게 말하는 편이에요.

야마자키 그런데 콜레스테롤에 대한 견해도 점점 달라지는 것

요로 선생님, 병원에 가다

같아요. 예전에는 달걀은 콜레스테롤 수치가 높아지니까 많이 먹지 말라고 하더니 요즘에는 하루에 몇 개씩 먹어도 괜찮다고 하던데요.

나카가와 맞아요. 전에는 달걀은 하루 한 개만 먹으라고 했는데, 그 후에 음식으로 섭취한 콜레스테롤은 혈중 콜레스테롤 수치에 반영되지 않는다는 것이 밝혀지고 후생노동성은 2015년 판 일본인 '식사섭취기준'부터 콜레스테롤 상한치를 기재하지 않게 되었어요. 의료 상식이란 건 자주 바뀌기 마련이죠.

혈압도 마찬가지예요. 예전에는 혈압(최대 혈압) 기준치가 160㎜Hg 미만이었습니다. 그 기준이 매해 점점 낮아지더니 지금은 140㎜Hg 미만(진료실 혈압)이 되었습니다. 얼마 전까지 정상이었던 사람이 고혈압 환자가 된다는 의미입니다.

요로 《병원이 병을 만든다》(Limits to Medicine; 원서는 1976년 출간)를 쓴 이반 일리치가 '의원병'이라는 말을 했지요. 의료가 원인이 되는 병을 의미하는데 혈압의 기준치가 내려가면서 새로운 환자가 생겨나는 상황에 적절한 표현이네요.

야마자키 저희 어머니는 올해 78세로 아픈 원인을 제대로 찾지 못해서 여러 의사를 찾아다녔는데, 지금 다니는 병원 의사 선생님이 예전에 처방받은 혈압약이 맞지 않았던 게 아니었나, 그런 이야기를 하셨어요. 그런데 결국 확실한 원인은 알아내지 못한 상태예요.

어머니는 젊었을 때부터 약은 먹지 않는다는 생각을 가지신 분으로 의사가 하는 말도 별로 믿지 않으세요. 저를 키우실 때는《육아 상식》(The Common Sense Book of Baby and Child Care; 미국 소아과 의사 벤저민 스폭이 1946년 발표한 육아서. 일본에서도 번역서가 출판되어 화제)과《가정 의학》(家庭の医学; 1969년 출간 이래 개정을 거듭하고 있는 가정의학서의 스테디셀러)만 보셨어요. 근데 그걸 보기도 점점 귀찮아지니까 '그냥 두면 나을 거야'가 입버릇이 됐죠.

요로 나도 감기에 걸렸을 때 다른 사람한테 옮기면 안 되니까 기본적으로 집에서 쉬면서 낫게 해요. 해열제를 먹지 않을 때의 전형적인 경과 같은 게 있어서 감기에 걸리면 첫날은 39도까지 열이 올랐다가 둘째 날은 37도대로 내려가고 셋째 날 아침에 땀을 흠뻑 흘리고 나면 평소 체온으로 돌아옵니다. 그런데 1주일이 지나도 증상이 심해질 때는 병원에 가고요. 이번에 나카가와 선생에게 진찰을 받으러 간 것도 1주일 넘게 상태가

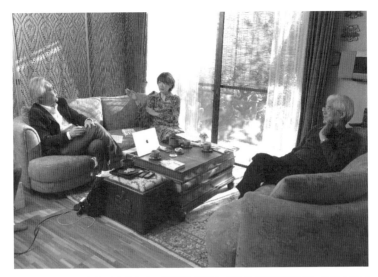

왼쪽부터 요로 선생님, 야마자키 씨, 나카가와 선생님. 대담은 가마쿠라에 있는 요로 선생님 댁에서 진행되었습니다. (제5장 사진은 모두 2020년 10월 25일에 촬영)

계속 좋지 않아서였어요.

나카가와 병원에 가기 싫어서 안 가셨던 거 아니에요? '이번에 병원에 가보니 의외로 괜찮았다' 이런 마음은 들지 않으셨나요? 요로 선생님 팬은 요로 선생님이 입원하시고 그걸 어떤 식으로 받아들이셨는지 무척 관심 있어 할 것 같은데요.

요로 지금까지는 어쩌다 보니 큰 병원에 갈 기회가 없었을 뿐이고, 이번에는 아내가 걱정해서 어쩔 수가 없었어요. 가족한

테 괜한 걱정을 끼칠 수야 없지요. 아픈 건 나 혼자만의 문제
가 아니니까요.

근데 지금은 병원에 가려고 하면 의료라는 시스템에 참가
할 수밖에 없어요. 이른바 지금껏 길고양이같이 살던 나를 집
고양이로 변화시키는 셈입니다. 그러면 단 음식은 먹지 말라
든가 담배를 끊으라든가 제 작은 행동까지 점수화가 되어 버
려요. 코로나 자숙 기간에 한층 더한 자숙을 강요받는 것이나
마찬가지예요. 그래서 병원에 가기로 정하기까지 여러 가지를
생각할 수밖에 없었습니다. 뭐 이런 나이니 길고양이로 살든
집고양이로 살든 남은 인생은 길지 않겠다, 그런 마음으로 옛
보금자리인 도쿄대병원(도쿄대학 의학부 부속병원)에 가기로
결정했지요.

노인을 공경하는 이탈리아,
방해물 취급하는 일본

야마자키 일본에는 홈닥터 제도랄까, 정기적으로 집을 방문하
는 의사는 없나요? 이탈리아에는 있어요. 그래서 병원에 가지

않아도 요청하면 의사가 집으로 찾아오죠.

요로 2020년에《죽음을 받아들이는 일 삶과 죽음에 대한 대담》책을 같이 쓴 고보리 오이치로라는 의사 선생님이 있어요. 저와 동갑인데 고령자 방문 진료의로 활동하고 있어요.

나카가와 고보리 선생님과는 저도 같이 일을 했었어요. 도쿄대 병원 제1외과에서 식도암을 전문으로 하셨죠.

근데 고보리 선생님은 야마자키 씨가 말하는 홈닥터와는 달라요. 그런 제도는 일본에 없습니다. 일본에는 '주치의'라는 말이 있는데, 이건 모호한 개념으로 주치의가 있는 사람도 있고 없는 사람도 있습니다. 주치의가 있는 사람은 '주치의가 있는 일본인' 같은 느낌일까요. 즉 모든 국민에게 홈닥터가 있진 않습니다.

야마자키 이탈리아는 노인과 함께 사는 집이 많아서 노인이 늘 집에 있어요. 노인에게 따로 자기 집이 있고 간호하는 사람이 붙어있어도 자식들은 걱정이 되니까 가능하면 곁에 두고 싶어 하는 사람이 많아요. 가톨릭 윤리관이 바탕이 되었다고 볼 수 있겠죠.

결국 자기가 사는 집으로 노인을 모셔오고 간호하는 사람

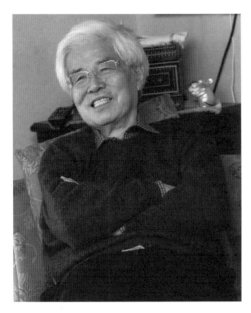

병원에 가는 건 길고양이가
집고양이가 되는 것이나
마찬가지입니다.
요로 선생님은 왜
의료와 거리를 둘까요?
대담은 그 진의를
듣기 위해 시작됐습니다.

도 데려와서 일시적이긴 해도 많은 사람이 같이 살아요. 그곳
으로 의사가 방문하니 무슨 일이 있을 때 안심이 되지요. 이런
게 그들에겐 당연한 일이에요. 게다가 이탈리아는 사소한 일
로도 바로 병원에 가요. 고령자와 같이 사니까 의료가 생활 여
러 면에 깊숙이 들어와 있다는 느낌이 들어요.

요로 내가 호주에 갔을 때 공원에서 할아버지와 할머니가 공
원 벤치에 앉아 있었어요. 그때 같이 있던 친한 독일인 의사
부부에게 물어봤지요. '노인만 저렇게 내버려 둬도 괜찮을까

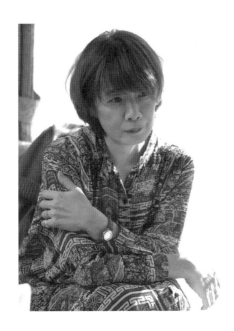

코로나 시국이라 가족이
있는 이탈리아로 돌아가지
못한 야마자키 씨는
이탈리아와 일본의
의료 차이에 관해
이야기해 주었습니다.

요?' 하고요. 그랬더니 깜짝 놀란 얼굴로 '저 노인은 둘만 앉아

있을 권리가 있다'라고 하더군요. 노인 둘만 공원 벤치에 앉아

있는 건 그들의 권리라는 거죠. 일본에는 그런 감각이 없는 걸

까요?

야마자키 없지요. 그건 아마도 일본은 노인을 그다지 존경하지

않기 때문이 아닐까 생각해요. 이탈리아 노인들은 존경을 받

습니다. '나이 드는 건 나쁘지 않다' 즐겁지만은 않은 인생을

지금까지 잘 살아온 데에 대한 경의가 있어요. 제 남편의 할머

니는 제1차 세계대전과 제2차 세계대전에서 살아남은 분으로 정말 존경을 받으셨죠. 만년에는 예전에 일했던 가정부와 혼동해서 저를 '나타샤'라고 부르셨지만요. (웃음) 다들 열심히 돌봐드렸어요. 격렬한 전쟁의 화염 속에서 빠져나와 오랫동안 살아온 사람들은 조건 없는 존경을 받지요.

반대로 일본은 '우바스테야마(姥捨て山; 할머니를 갖다 버리는 산이라는 뜻으로 고령의 부모를 산에 버린다는 내용의 일본 설화)'의 심적 경향이 있는 건지, 노인이 되면 젊은이와 접촉하기 싫어지잖아요. 가능하면 집에서 나가지 않으려고 하고 젊은 사람이 갈법한 장소에도 가지 않고요. 옛날 일본도 그랬을지도 모르죠. 저는 코로나 때문에 집에 있는 시간이 길어져서 옛날 일본 영화를 무성영화시대부터 쭉 보고 있는데요, 오즈 야스지로 감독의 〈동경이야기〉(1953년)가 그 과도기 같다는 생각이 들었습니다. 그 영화는 가족보다 바깥일이 점차 우선시되는 모습을 그리고 있어요. 그 시대부터 할아버지 할머니가 '귀찮은' 존재가 되지 않았나 싶습니다.

나카가와 모리타카 지사토의 〈내가 아줌마가 되어도〉(1992년)라는 노래에 '여자로 한창 일 때는 열아홉(살)'이라는 가사가 있죠.

야마자키 이탈리아 사람들도 그래요. 여자 나이로 제일 좋을 때는 10대까지라고.

나카가와 그래요? 이탈리아 배우 모니카 벨루치(1964년생)는 지금도 매력적이잖아요.

야마자키 잘 늙은 사람은 괜찮죠. 모니카 벨루치도 그렇고 더 나이 많은 소피아 로렌(1934년생), 지나 롤로브리지다(1927년생)도 현역이고요. 요로 선생님은 좋아하는 여배우가 있나요?

요로 마르셀 카르네의 〈천국의 아이들〉(1945년)에 나오는 마리아 카자레스라는 배우를 좋아해요. 스페인 출신이죠. 아버지는 해군 내무장관을 지냈지만 스페인 내전으로 가족과 함께 나라를 떠났고 마리아 카자레스도 프랑스에서 여배우가 됐어요.

야마자키 (스마트폰으로 마리아 카자레스를 검색하면서) 열정적이면서 지성을 갖춘 인상이에요. 요로 선생님과는 이런 이야기를 거의 안 했으니까, 무척 신선하네요. (웃음)

여배우들은 어떻게 사는지는 몰라도, 저희 남편은 이탈리아 여성은 아이가 태어나면 다들 여자에서 엄마가 된다고 한탄했어요. 점점 관록이 붙는다면서요. 여자는 20대가 갈림길이라는 둥 아주 경솔한 말을 자주 해요.

나카가와 그런데 요즘 일본 젊은 남성은 점점 이성에 대한 관심이 없어진다는 이야기를 들었어요.

야마자키 이탈리아도 마찬가지예요. 제가 유학할 때(1980년대)는 젊은 여자 1명이 거리를 걸으면 남자들이 쳐다보면서 말을 걸기도 하고 따라가기도 하는 일이 흔했어요. 그런데 20년쯤 전부터 그런 경향이 줄었죠. 이탈리아 사람들도 연애는 귀찮다며 점점 흥미를 갖지 않아요. 요로 선생님은 어떠세요?

요로 나한테 물어서 어쩌겠어요. 이런 나이니 연애 같은 건 귀찮지요.

야마자키 지금은 20대가 그렇게 됐어요. 저희 아들(24세)도 그래요. 연애는 즐겁기만 한 게 아니라 굉장히 지치는 데다 유지하기도 힘들다고요. 어떤 의미로는 정신병 같다고 생각한대요. 그걸 알면서도 연애하는 자신을 즐길 만한 여유가 있었다는 거죠. 감정 체험에 소극적인 사람이 많아지면 저출산에도 영향을 미치지 않을까요.

요로 전 세계로 보면 총인구는 계속 증가합니다. 한계가 올 때까지는요. 선진국은 한계에 다다른 상태라서 인구가 줄어들기 시작하지만 현재 발전 단계에 있는 국가에서는 앞으로도 늘어날 테지요.

나카가와 경제 상황이 나빠지면 아이를 낳지 않게 되고 인구는 줄어들죠. 모든 것에는 수명이 있다고 생각하는데요, 문명이 지금 수준으로 앞으로 어느 정도 유지될까요? 1천 년은 못 가지 않을까요.

요로 슬슬 한계가 오지 않았을까요. 일본은 헤이세이(1989~2019년) 때 꽤 임박했다는 느낌이 들었어요. 코로나로 한층 가속화되지 않을까 싶군요.

나카가와 이 책이 발매되는 시점에는 신종 코로나 백신 접종은 시작되었겠지만 코로나가 종식되진 않았을 거예요. 코로나는 문명과 사람에게 얼마나 더 영향을 끼칠까요?

요로 '경제적인 영향이 언제까지 계속되겠느냐'하는 문제일 텐데요. 특히 대면 업무는 힘들겠지요. 식당이며 극장이며 사람을 상대하는 사업은 큰 타격을 받았을 테니까요. 〈신초〉(일본 신초샤에서 발행하는 월간 잡지)에 실린 '코로나 인식론'이란 기사에서도 언급했지만, 코로나가 종식된 후에는 사람보다 사물을 대면하는 직업이 증가할 거예요.

일본에서도 최근에는 사물을 다루는 일은 똑똑한 사람이 할 일이 아니라고 여기는 경향이 있지요. 예컨대 중국이나 한국은 장어요릿집을 해서 돈을 벌면 경영자가 되어 점포를 늘려갑니다. 체인화하는 거예요. 일본이라면 장어요릿집을 몇 대가 이어가며 계속 장어 손질을 하겠지요. 결정적으로 이런 점이 다르죠.

나카가와 일본에서는 보통 오래된 가게들이 체인점화를 꺼리잖아요.

요로 체인점으로 만드는 일은 사람을 대하는 일입니다. 즉 고객을 상대해요. 장어를 손질하는 일은 사람이 아닌 사물을 상대하는 것이고요. 그게 일본의 전통입니다.

야마자키 이탈리아에 사는 중국인이 운영하는 중국요리점에 보건소에서 점검을 나왔는데 굉장히 비위생적인 부분이 적발된 적이 있어요. 그런데 청결한 일본인이 경영하는 이미지가 있던 일본요리점은 당연히 위생적일 거라면서 중국요리점에 가던 사람들이 일본요리점을 찾았죠. 대부분 초밥집이었지만요. 그것도 사물을 대상으로 하는 일본인의 전통과 관련 있을

요로 선생님, 병원에 가다

까요?

요로 일본은 도시화가 늦었던 데 비해 중국은 도시화가 굉장히 빨랐어요. 그런데도 중동의 옛 도시처럼 쇠퇴하진 않았지요.

야마자키 중국은 갈 때마다 압도돼요. 역시 대륙이라는 지리적 조건 때문인지 몰라도 기원전에 도시의 요소가 성립되어 있었다는 점을 생각해보면 고대 로마와 비교하면 모를까 섬나라라는 독특한 환경의 일본과 비교하는 건 난센스라는 느낌이 들어요.

요로 그런 점에서 일본 열도에는 자연의 모습이 아직 많이 남아 있으니 일차 산업 종사자나 사물을 다루는 직업이 증가할 가능성도 있어요.

야마자키 그런데 일본은 자연재해가 많은 편이잖아요.

요로 그래서 도시에 집중되지 않는 편이 좋습니다. 도시부에 집중되면 큰 자연재해가 일어났을 때 매우 위험하니까요.

나카가와 유럽은 작은 도시에 매력이 있잖아요. 야마자키 씨가 사는 파도바(이탈리아 동북부에 있는 도시)는 인구가 얼마나 되나요?

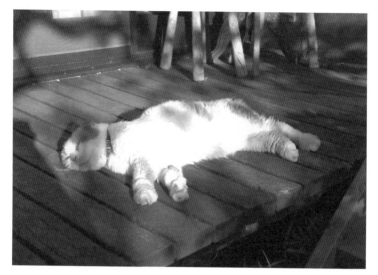

대담하는 동안 마루는 창밖 데크에서 햇볕을 쬐며 느긋하게 낮잠을 즐겼습니다. 세 사람이 무슨 이야기를 하는지는 관심 밖입니다.

야마자키 파도바 인구는 이탈리아에서 세 번째로 많은데, 20만 명 정도예요. 이탈리아는 지방 도시가 굉장한 힘을 갖고 있어서 대도시화하지 않아요. 대도시를 선호하는 생각 자체가 없는 것 같아요.

나카가와 어째서 일본은 도쿄 한 곳에 집중하게 되었을까요.

야마자키 이탈리아는 그 지방 도시에 가야만 하는 이유가 잔뜩 있거든요. 장점이 그야말로 산더미같이 있으니까 지방 도시가 열등감을 가질 일이 없어요. 통일 전에는 각 지방이 자치

요로 선생님, 병원에 가다

국가였기 때문에 저마다 자부심이 강해요.

요로 일본은 어떤 일에든 자기긍정감이 낮으니까요. 게다가 지방은 경제적으로도 대도시보다 열악하니 더 열등감이 생기는 거지요.

고양이 몇 마리와 강아지, 원숭이

야마자키 코로나 시국에 집에만 있는 생활이 계속돼서 운동 부족이 걱정입니다. 요로 선생님은 어떠세요?

요로 매일 집 근처를 걸어요. 그렇게 멀리까지는 못 가지만.

야마자키 저는 영화만 봐서 분명히 요로 선생님보다 운동량이 더 적을 거예요.

요로 밖을 걸으면 재밌어요. 다양한 사람이 있고요.

야마자키 사람도 그렇지만 오늘 선생님 댁으로 오는 길에 다람쥐가 내는 신기한 소리를 들었어요. (가마쿠라에는 외래종인 대만다람쥐가 서식) 보니까 나무 위에서 꼬리를 반복적으로 움직이길래 뭔가 싶어서 나무 반대쪽으로 돌아가서 봤더니 암컷과 수컷이 한창 교미를 하고 있더라고요. '그 소리가 주변에 울려 퍼질 만큼 너무 커서 이제 10월 말인데 재밌네' 하고 생각했어요.

요로 가을에는 먹이를 먹지, 번식하는 시기는 아닌데 말이죠. (보통 다람쥐의 번식 시기는 봄)

야마자키 그래도 직접 보셨네요.

요로 겨울에는 먹이가 없으니까 가을에 충분히 영양을 섭취해야 해요. 대개 다람쥐는 따뜻한 곳에서 자라니까요. 새끼를 낳아도 겨울을 넘기지 못해요.

야마자키 날이 따뜻해서 착각했을까요?

요로 글쎄요. 교미의 이유는 알 수 없죠.

야마자키 그런데 선생님 댁의 마루요. 선생님이 편찮으셨을 때 마루 얼굴도 달라졌었다고 하셨는데, 확실히 마루가 선생님과 연결되어 있어서 그런 게 아닐까요. (대담은 마루가 살아있을 때 진행되었다.) 저희 고양이도 제 기분이 안 좋으면 뾰로통해지거든요. 그러고 보니 세 사람 다 고양이를 좋아하네요. 나카가와 선생님은 고양이 안 기르세요?

나카가와 부모님이 두 마리를 키우셨어요. 근데 두 마리 다 세상을 떠나고 그게 너무 힘들어서 이제 못 키우겠더라고요. 지금은 길고양이가 좋습니다. 먹이는 줄 수 있어요. 2미터 이내로는 다가갈 수 없지만요.

대학생 때 요로 선생님께서 '고양이를 기르지 않겠나?' 하고 말씀하신 적이 있는데, 선생님 기억나세요?

요로 기억이 잘 안 나네요. 고양이는 아주 예전부터 몇 마리나 키웠던 터라.

야마자키 마루는 특별한 고양이예요. 집에서 키우는 고양이지만 꼭 신선 같아요.

나카가와 신선 고양이?

야마자키 얼굴 생김새가 달관한 신선 같지 않나요? 그러면서 매우 사교적이기까지 하죠. 저희 고양이는 절대 사람 앞에 나타나질 않아요. 벵골 고양이인데 특정 사람 앞에만 나타나서 이리오모테 살쾡이라고 불러요. 포르투갈에서 태어나서 포르투갈, 미국, 이탈리아, 일본까지 거의 전 세계를 여행했어요. 나카가와 선생님도 아주 잠깐 보신 적이 있죠?

나카가와 네. 정말 한순간이었지만요. 근데 요로 선생님, 강아지는 좋아하세요?

요로 강아지도 싫어하지 않아요. 강아지도 기른 적 있고요. 원숭이도 키웠었지요.

나카가와 이 집에서요?

요로 아니요. 여기로는 삼십 년 전에 이사 왔고 원숭이를 키운 건 그보다 훨씬 전이에요. 제가 중학생 때였어요. 오후나 촬영소에서 영화 촬영에 쓰인 원숭이 두 마리가 해고돼서 그중 한 마리를 집으로 데려왔지요. 이름은 모모였습니다.

야마자키 동물을 다 좋아하시네요. 요로 선생님은 원래 낚시를 좋아해서 강에서 게를 잡았었다고 하셨는데 저도 그렇거든요. 어린 시절 홋카이도에서 눈이 오지 않는 시기엔 거의 강이나 들에서 살았어요.

요로 작은 강은 내 놀이터였지요.

나카가와 저한테는 아사시오 운하가 그랬습니다. 콜타르같이 까마면서 질퍽하고 더러운 흙으로 되어있었어요. 물고기 같은 건 한 마리도 없었지요. 한번은 제 동생이 그 운하에 떨어졌는데 진흙이라 떨어져도 가라앉지는 않더군요. 나중에 꽤 힘들었지만요.

야마자키 그땐 공장 폐수 같은 게 질척하게 굳어진 흙이 많았죠. 1960~1970년대 일본의 공해 문제 중 하나였죠.

요로 선생님, 병원에 가다

요로 옛날엔 런던 템스강도 더러웠어요. 냄새가 너무 지독해서 강을 내려다보던 사람이 냄새 때문에 정신을 잃고 쓰러졌다고도 하잖아요. (웃음)

의사는 상상력이 없어서 약을 내지 않는다

나카가와 다시 의료 이야기를 해볼까요. 요로 선생님, 예전에 말씀하셨던 당뇨병의 약 부작용은 지금 좀 어떠세요?

요로 약을 먹으면 속이 안 좋아지길래 건강에 더 나쁠 것 같아서 약을 바꿨습니다. 지금은 그 증상이 사라졌어요.

나카가와 다행이네요. 당뇨병 수치를 낮추려다 더 건강하지 않은 상태가 되셨었네요. 그런 부분이 어렵지요. 그런데 이번 심근경색은 당뇨병의 영향이 분명히 있었을 거예요. 복용을 멈추면 다시 심근경색이나 신부전 같은 합병증이 일어날 우려도 있습니다.

그런 우려를 줄이기 위해 즉, 미래의 시간을 얻기 위해 지금의 건강을 희생하는 것이지요. 제 암 치료도 그런 게 아니었나 싶습니다.

저는 제 암을 직접 발견했어요. 술을 마시는 사람이다 보니 지방간(당뇨병이나 심질환, 뇌졸중 등에 걸릴 위험이 커진다)이 걱정됐습니다. 일반적으로 지방간은 간에 끈적하게 달라붙어 있는데 제 지방간은 간 위에 간정맥 부근에 덩어리 형태로 붙어 있었어요. 초음파로 보니 하얗게 나타났습니다. 제 직업상, 무척 느낌이 안 좋더라고요. 그래서 술을 마시지 않으니까 없어지더군요.

두 달에 한 번 직접 지방간 검사를 하다가 2018년 12월 8일 검사 때 우연히 방광에 소변이 차 있는 걸 보게 됐습니다. 방광 검사는 소변이 차 있을 때만 할 수 있어서 이참에 해보자 싶어 검사했더니 초음파에서 암이 발견됐습니다.

그 후 12월 28일 내시경 수술을 했습니다. 내시경이라고 해도 수술은 수술입니다. 비뇨의학과의 실력 좋은 후배 의사가 맡아줘서 수술은 잘 끝났는데, 그 뒤에 진통제를 안 주는 거예요. 마취가 풀려서 아픈데도요. 근데 약을 안 내줘요.

야마자키 왜요?

나카가와 상상력이 없어서요. (웃음) 매주 수술을 하면서도 환자가 아플 거라고 상상을 못 해요.

야마자키 상상하는 데 게을러졌군요.

나카가와 내시경 수술은 하반신 마취를 하니까 저는 수술 중에 계속 모니터 화면을 보고 있었어요. 마취 때문에 배꼽 밑으로 감각이 없어지고 나서는 뇌가 살아나는 것처럼 굉장히 편해지더라고요.

요로 하반신의 정보가 없어져서 뇌의 부담도 반으로 줄어드나?

나카가와 그래서 수술 중에는 괜찮았는데, 마취가 풀리기 시작하니까 통증이 엄청 심한 거예요. 저는 어쩔 수 없으니까 스스로 약을 처방해서 받았어요. 근데 보통 환자는 그 아픔을 견뎌내요. 여기서 핵심은 전혀 불편하지도 아프지도 않던 것(방광암)을 제가 찾아내서 일주일을 괴로워했다는 거죠. 암을 치료하고 미래의 시간을 얻기 위해서요. 고양이는 그렇게 하지 않아요. 아무렇지 않은데, 굳이 자신을 힘들게 하지 않지요.

야마자키 맞아요. 고양이는 절대 안 하죠.

나카가와 요로 선생님이 건강에 나쁠 것 같아도 당뇨병 약을 먹는 것과 비슷한 일입니다. 복용을 멈춰서 혈당치가 올라가도 현재 생활에는 전혀 지장이 없어요. 나중의 시간을 사는 행

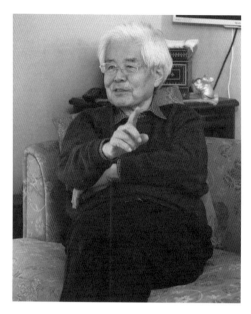

의료에 관한 이야기로
시작된 대담이었으나
코로나 이후의 세계,
동물까지 다양한 화제로
이야기를 나누었습니다.

위인 셈이지요. 의사로서 고민되는 부분입니다.

요로 나카가와 선생의 방광암에 비하면, 약 먹고 입맛이 조금

없어지는 정도는 아무것도 아니지만요.

여생이 얼마 남지 않으면 하지 못했던 일에 집중하고 싶어진다

나카가와 요로 선생님은 정년을 기다리지 않고 57세에 도쿄대

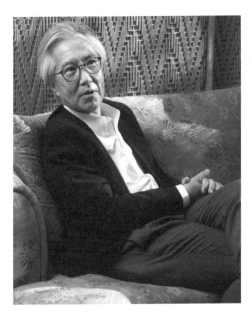

나카가와 선생님은 의료에 관한 요로 선생님 생각이 과연 바뀌었는지 묻고 싶었지만 좀처럼 핵심에는 도달하지 못했습니다.

를 퇴직하셨잖아요. 그런 결심을 하게 된 특별한 계기가 있었나요?

요로 (손가락으로 가슴을 가리킨다)

나카가와 폐암이요?

요로 맞아요.

야마자키 요로 선생님, 폐암이셨어요?

요로 아니, 폐암일지도 모른다고 해서 정밀검사를 받았어요. CT를 찍어보니 결국 아무것도 아니었습니다. 그래도 혹시 폐암이면 남은 날이 얼마 되지 않을지도 모른다고 생각했지요. 담배를 피우는 사람이니, 결과가 나오기 전엔 폐암일 수도 있다는 각오도 했습니다. 살날이 얼마 남지 않았다는 건 곤충을 잡을 시간도 얼마 안 된다는 의미지요. 그래서 대학을 그만둘까 말까 고민하다가 결국 그만두었습니다.

나카가와 이번에 요로 선생님이 도쿄대병원에 오신 건 그때 이후로 처음이시죠?

요로 네. 그 무렵 스트레스를 많이 받아서 무척 힘들었어요. 근데 어쩌다 도쿄대병원에서 CT를 찍게 됐습니다. 처음에 엑스레이를 찍었는데, 이상한 그림자가 보였어요. CT로 자세히 살펴보니 '예전에 결핵을 앓았던 흔적 같은데요'라고 해서 암일 가능성은 사라졌지요.

야마자키 곤충채집을 우선순위에 두셨군요. 정년퇴직을 앞두고 직장을 그만두면서까지요?

요로 곤충채집을 택했죠. 직업으로 하는 일 외에 좋아하는 일이 있으면 누구나 그런 선택을 하지 않을까요.

야마자키 저도 남은 날이 얼마 없다는 말을 들으면 '하지 못한 일'에 대해 생각할 것 같은데 선생님은 그게 곤충채집이었던

요로 선생님, 병원에 가다

거네요.

요로 그렇지요.

야마자키 26년 만에 도쿄대병원에서 진찰을 받고 심근경색 치료 후 몸도 좋아지시고 백내장 수술로 눈도 밝아지시고 여러 가지로 잘된 일이잖아요. 이번에 의료에 대한 생각이 달라지진 않으셨어요?

요로 의료에 발을 들이는 건 원래 그런 거라 생각했기 때문에 지금까지의 견해가 달라지거나 하진 않았어요. 일단 의료시스템 안으로 들어가면 그때부터는 도망칠 수 없어요. 공통번호(우리나라의 주민등록번호처럼 일본에서 2016부터 시행하는 개인식별번호로 '마이넘버'라고도 함) 같은 거죠.

야마자키 왜 의료시스템에 들어가기를 그토록 꺼리시나요?

요로 의료는 이제 통계가 지배하는 세계예요. 데이터를 수집하고 정보화하는 시스템으로 현대 의료는 발전해왔습니다. 의료의 데이터화, 환자의 정보화가 진행되면 어떻게 될까요? 살아있는 존재로써의 환자 신체보다 데이터가 더 중요해져요.

나카가와 지금 의료계에는 가이드라인이란 것이 있습니다. 누구나 똑같은 치료를 받을 수 있다는 의미로는 긍정적인 면도 있지만 환자가 요로 선생님이든 다른 누구든 치료법이 똑같다는 뜻이거든요. 요로 선생님을 특별 취급해야 한다는 말이 아니라, 가이드라인이라는 지침으로 모든 사람을 똑같이 일률적으로 치료한다는 거죠. 그 사람이 의료를 바라보는 방식, 그 사람이 살아온 역사 따위는 일절 고려하지 않고요.

요로 아까 얘기했던 이반 일리치의 후계자라 불리는 페트르 스크라바넥의《인간적 의학의 종말과 강압적 건강주의의 대두》(The Death of Humane Medicine and the Rise of Coercive Healthism)란 책이 있어요. 이 책에서 예전 의료는 인간적이었다고 말해요.

근데 언제부터 의료가 달라졌나 보면 아마 제가 현역에 있던 1970년대였던 것 같아요. 그 무렵 일본도 그렇지만 미국의 영향을 받아서 세계 의료가 확 바뀌었어요. 그리고 의료시스템화가 시작됐죠. 그게 어떤 건지 아직도 잘 몰라서 일리치나 스크라바넥 책을 읽고 있습니다.

나카가와 제가 1985년에 의사가 됐으니까 70년대 일은 잘 알지 못해요. 근데 80년대 후반에도 70년대의 잔광이 있어서 자주 비판을 받았습니다. 특히 도쿄대병원은 변화하기 힘든 곳

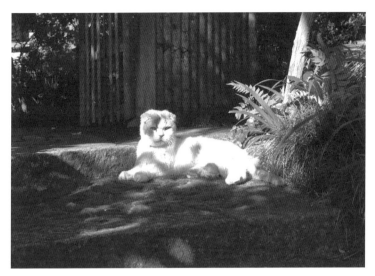

대담 당일, 요로 선생님 댁 현관 앞에서 참가자를 맞이하는 마루. '오늘 사람이 많이 오네' 라고 생각하고 있을지도 모릅니다.

이라 내과 교수님이 (환자에게) '내 말을 듣지 않을 거면 그냥 나가라'라고 아무렇지도 않게 말씀하셨으니까요.

근데 그렇게 '그냥 다 저한테 맡기세요'처럼 의사 개인의 경험에 의존하는 방식은 비난을 받게 됐습니다. 그때부터 통계로 근거를 만들게 됐지요.

그리고 지금은 모두 똑같은 방식으로 치료합니다. 가이드라인에도 나이에 따른 지침이 있긴 하지만 60세든 80세든 치료법은 기본적으로 같아요. 환자의 생활 방식 같은 건 전혀 고려

대상이 아니에요. 근데 옛날 의사는 그게 가능했거든요.

사실 양쪽 다 필요합니다. 역사적으로 발생한 가이드라인 같은 표준 치료법을 인정하지 않고 의사가 마음대로 치료해버리면 그건 곤란하겠지요. 하지만 치료하지 않는다는 선택지를 포함해서 유연하게 대응하는 태도가 현재 의료시스템엔 없습니다.

가이드라인을 벗어난 치료는
오늘날 의사에게 절대 불가능한 일

나카가와 요로 선생님이 소개해주신 가시와기 히로시 교수님(무사시노 미술대학 명예교수)은 도쿄대병원에서 다발성골수종을 진단을 받고 골수이식이라는 힘든 치료를 받았습니다. 저와 요로 선생님, 가시와기 교수님이 같이 집필한 《암에서 시작되는 삶의 방식》에 그 경위가 자세히 나오는데, 교수님은 도쿄대병원이 굉장히 마음에 드셨나 봐요. 요로 선생님은 이번에 입원하시고 의사와 간호사의 대응도 포함해서 도쿄대병원에 대해 어떤 느낌을 받으셨나요?

요로 잘 훈련된 느낌이었어요. 예전에는 그렇지 않았거든요.

나카가와 도쿄대병원은 구태의연했으니까요. 의사도 부정적 의미의 엘리트 의식이 남아있는 느낌이었고요. 이런 전설도 있습니다.

예전에 도쿄대병원에 있는 교수가 학회에 가려고 신칸센에 탔는데, 졸다가 내릴 역을 지나친 거예요. 그러자 교수가 차장한테 가서 열차를 세우라고 했대요. 차장이 "그럴 수는 없습니다"라고 하니까 교수가 "뭐라는 거냐, 차장 나부랭이가!"라며 화를 냈대요. 진짜인지 아닌지는 몰라도 옛날의 도쿄대병원이면 있을 법한 이야기죠.

야마자키 이탈리아에도 의사를 싫어하는 사람이 있어요. 제 친구는 의사가 잘난 척하면서 환자를 깔보는 듯해서 싫다고 하더군요. 그 점은 알 것도 같아요. 생명을 구해줬으니 고맙게 생각해라, 그런 위압감을 느끼는 거죠. 의학을 공부한 사람을 대할 때 환자가 느끼는 콤플렉스이거나 제멋대로인 해석일지도 모르지만요.

요로 꽤 개선된듯하지만 한 시간 정도는 아무렇지 않게 기다리게 하던데요.

나카가와 요로 선생님은 기다리기 괜찮으셨어요? 요즘 일본인은 편의점 계산대에서 잠깐이라도 줄을 서면 초조해하고 화내는 사람이 많잖아요. 그런 시대에 한 시간이나 기다리게 하는 걸 당연하게 생각하는 편이 이상한 거죠. 상대를 배려할 상상력이 없어서 그래요. 저는 진료실 앞에 '20분 이상 기다리셨으면 알려주세요'라고 써서 붙여놨습니다. 요로 선생님도 말씀하시는 게 좋아요. 의료라는 건 그 내부에서 바뀌기가 어려워요. 더 비판을 받아야 합니다. 그러지 않고는 바뀌지 않을 것 같아요.

야마자키 언론에 나오는 사람에 대한 배려가 있어도 좋겠어요. 대기실에서 간호사가 '요로 다케시 님'이라고 부르면 다들 돌아보지 않나요? 본명으로 활동하는 사람은 민망하죠. 저도 자주 그렇거든요. 근데 그건 규칙이라 어쩔 수 없나요?

나카가와 그건 병원 운영상 규칙으로 정해져 있어요. 지금은 규칙을 따르는 의사가 좋은 의사입니다. 반대로 가이드라인이라는 규칙을 따르지 않으면 나쁜 의사예요. 요로 선생님 말씀처럼 의료시스템에서 벗어난 치료를 하면 나쁜 의사가 됩니다.

요로 선생님, 병원에 가다

그래도 가이드라인은 요로 선생님이나 의학 지식이 전혀 없는 환자나 똑같이 대우하자는 데 취지가 있어요. 근데 환자가 살아온 역사가 있고 치료에 대한 환자의 의견이 있잖아요. 가이드라인에서 아주 많이 벗어나면 안 되겠지만 가이드라인을 아슬아슬하게 따르거나 약간 벗어나도 괜찮으니 그 환자에게 더 나은 치료방침을 제안할 필요가 있다고 생각합니다. 대부분 그렇게 하지 않죠.

야마자키 상상력 부재와 사고의 나태가 지금 이 세상 온갖 문제의 요인이 아닐까요. 의료도 그렇지만 정치 부분에서도 상상력과 조사 능력을 활용해서 자신의 힘을 이해하려는 사람이 별로 없죠. 굳이 스스로 곰곰이 생각하지 않아도 스마트폰으로 동조할 만한 다른 사람의 발언을 쉽게 찾을 수가 있어요. 트위터에서처럼, 자기가 하려던 말을 다른 사람이 했으면 그걸 그냥 리트윗하고 마치 자신이 한 말인 양 편승하는 거예요. 그러면 자기 머리로 생각하지 않게 되고 생각이나 언동에 책임을 갖지 않아도 되니까 편하고요. 상황이 나빠지면 '나도 좀 이상하다고 생각했다'라면서 바로 등을 돌릴 수도 있지요.

헬리코박터균 감염이 급감하고
위암은 멸종위기종이 된다?

나카가와 대장 내시경 검사에서 폴립이 발견됐는데, 선생님은 절제하지 않기로 하셨죠?

요로 폴립이 암이 될 가능성은 10퍼센트라고 해서요.

나카가와 선생님다운 결정입니다. 암세포가 되고 상태가 진행되어 증상이 나타나기까지는 10년 이상 걸릴 테니까요.

요로 그 전에 내가 죽을지도 모르죠.

나카가와 위내시경 검사에서 발견된 헬리코박터균도 제균 치료를 하지 않으셨잖아요. 그것도 선생님다운 선택이구나 싶었습니다. 확실히 헬리코박터균은 위암 원인의 98퍼센트로 제균하면 위암이 될 위험이 급격히 감소한다고 알려져 있는데, 그렇지는 않아요.

야마자키 저는 2년쯤 전에 헬리코박터균 제균 치료를 받았어요. 제균하지 않으면 위암이 된다고 주변에서 그래서요.

나타가와 헬리코박터균은 어릴 때 감염됩니다. 50세에 제균했다면 그때까지 40년 이상 발암물질을 가지고 있었다는 의미이

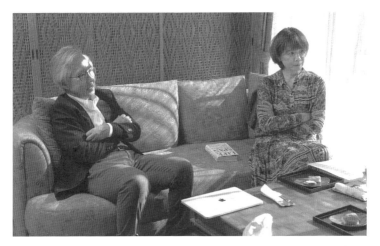

요로 선생님 이야기에 귀 기울이는 야마자키 씨와 나카가와 선생님. 나카가와 선생님에 따르면 요로 선생님은 '불량환자'(?)

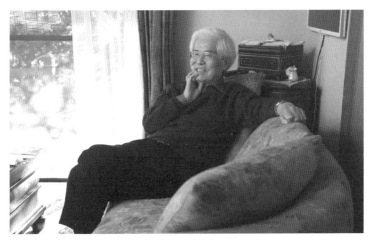

기운을 되찾아 웃는 얼굴로 다양한 화제를 논하는 요로 선생님. 백내장 수술 후 안경 없이 누워서 책을 볼 수 있다며 대단히 만족스러워하십니다.

므로 제균해도 발암 위험이 아예 없어지지는 않아요. 오히려 헬리코박터균이 양성이라는 사실을 인지하고 정기적으로 위 검진을 받는 편이 좋습니다.

야마자키 제가 어렸을 때 땅에 떨어진 과자를 먹은 적 있는데, 아마 그때 헬리코박터균에 감염됐나 봐요. (웃음) 야시장에서 파는 솜사탕은 꽤 비싸잖아요. 부모님이 '솜사탕 같은 건 봉지에 그려진 그림 때문에 돈을 내는 거나 마찬가지다'라고 하면서 사주셨는데, 그걸 떨어뜨린 거예요. 게다가 비가 온 후라 땅에서 거뭇거뭇한 게 잔뜩 묻었는데도 떨어뜨린 걸 들키면 혼날 것 같아서 다 먹었어요.

헬리코박터균은 우물물이나 빗물로 감염된다고 하니까 그때 감염된 것 같아요.

나카가와 지금은 헬리코박터균 양성률이 점점 낮아지고 있어요. 원래 인류의 헬리코박터균양성률은 100퍼센트였습니다. 위궤양으로 죽은 나쓰메 소세키(1891~1952;《나는 고양이로 소이다》등을 쓴 일본 소설가)도 헬리코박터균 양성이었을 거예요. 요로 선생님 세대는 80퍼센트 정도가 양성이라고 합니다. 현재 사가현에서는 중학교 3학년 학생 전원에게 헬리코박

요로 선생님, 병원에 가다

터균 검사를 시행합니다. 14세까지 가지고 있던 발암물질을 제거하는 편이 낫다는 생각인데 역학적으로 증명된 건 아니에요. 근데 그 중3 학생들의 양성률은 겨우 5퍼센트입니다. 요로 선생님 세대는 80퍼센트이고요. 위암 원인의 98퍼센트가 헬리코박터균이니 앞으로 위암은 급격히 감소하겠죠.

야마자키 그러고 보니 구로사와 아키라 감독의 〈이키루〉(1952년)는 사무라 다케시가 연기한 주인공이 위암에 걸리고 삶의 의미를 묻는 영화잖아요. 그 당시 위암은 역대 최악의 질병이었는데, 지금은 걸린다고 반드시 죽는 병은 아니죠?

나카가와 조기에 발견하지 못한 경우에만 그렇죠. 빨리 발견하면 외래 진료로 내시경 절제 시술도 가능합니다. 위암은 점점 감소하는 추세예요.

냉장고의 보급 때문이죠. 다시 말해, 깨끗한 음식을 먹으면 헬리코박터균에 감염되지 않습니다. 미국은 일본보다 일찍 냉장고가 보급돼서 위암이 점점 줄어들고 지금은 췌장암보다 드문 '멸종위기종'이 됐어요.

장기이식에는 반대하지만
백내장 인공렌즈는 괜찮다?

나카가와 요로 선생님은 장기이식을 찬성하지 않으시죠?

요로 찬성하지 않아요. 《죽음의 벽》에도 썼지만 뇌사 기준을 정한다는 건 공동체 일원에게 인간으로서의 권리를 박탈하는 일이에요.

나카가와 그런데 백내장 수술을 받으셨잖아요. 백내장 수술은 장기이식과 비슷한 면이 있지 않나요?

요로 그건 인공렌즈니까요.

나카가와 다소 짓궂게 말하면, 그건 요로 선생님이 말씀하시는 '도시와 자연' 신념에 반하는 일 아닌가요? 선생님 사고방식으로 인공물은 도시 그 자체죠. 그럼 자연에 반대되는 일이 아닌가요?

요로 난 뭐든 자연에 맡기라고는 하지 않아요. 실제 생활이 그렇게 돼 있질 않으니까요. 반반이죠. 적당한 균형을 유지하는 거예요. 도시에만 있으면 균형이 깨지니까 '참근교대'로 가끔은 자연이 있는 시골에 가자고 제안하는 겁니다.

나카가와 그렇군요. 그럼 백내장 수술은 하길 잘했다고 생각하시나요?

요로 그야 그렇지요.

야마자키 수술하고 무척 잘 보이신다고요.

요로 안경을 벗고 누워서 책을 볼 수 있어요. 이건 참 좋네요.

야마자키 백내장 수술을 하면 노안 같은 문제가 해소되나요?

요로 그건 낫지 않습니다. 난 안경 없이 책을 읽을 만한 거리에 렌즈 초점을 맞춰서 먼 곳을 볼 때는 안경을 껴야 해요.

나카가와 백내장 수술을 다른 사람에게 권하시겠어요?

요로 네. 가까이 있는 것이 잘 보인다는 건 정말 소중한 일입니다. 특히 나이 든 사람은 쇠약해진 부분이 다시 좋아지는 일은 없으니까요. 눈이라도 밝아지면 좋죠.

야마자키 저희 엄마도 한 해 한 해 다르다면서 작년에는 할 수 있던 일을 올해엔 못 하겠다고 그러세요.

요로 맞아요. 동작 전환이 뜻대로 되질 않아요. 차에 타고 내릴 때도 그렇고요. 젊을 때는 어떤 동작에서 다음 동작으로 넘어가는 게 무의식적으로 되잖아요. 나이를 먹으면 그런 동작 하나하나를 의식해야 해요.

야마자키 심장질환으로 입원해서 위, 장 내시경 검사도 받으셨다고 하고 백내장 수술하신 이야기도 들어보니 이제 안정기에 접어드신 것 같네요.

나카가와 그야말로 안정기죠.

야마자키 이제껏 '병원에 가면 병에 걸린다'라고 하셨으면서… (웃음)

나카가와 그래도 중용이 중요하지요. 요로 선생님은 제 환자 중에서 '불량환자'예요. 그건 확실합니다. 그래도 처방받은 약은 잘 챙겨 드셔야 해요. 요즘 잘 챙겨 드세요?

요로 당뇨병 약, 콜레스테롤 약이랑 다 해서 9정이나 되는데, 잘 먹고 있어요. 이제 의료시스템에 완전히 들어와 있으니까요. 9정 지키자(일본 헌법에 전쟁포기 조항인 9조를 유지하자는 운동 구호 '헌법 9조 지키자'의 '9조'와 '9정'의 발음이 같다.) 이런 거죠.(웃음)

요로 선생님, 병원에 가다

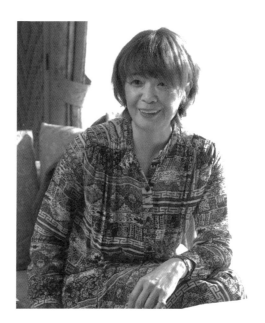

야마자키 마리(ヤマザキマリ)

1967년 일본 도쿄에서 태어났으며, 현재 도쿄조형대학
객원교수이다. 1984년 이탈리아로 건너가 피렌체 국립미
술원에서 미술사·유화를 전공했다. 2010년 《테르마이
로마이》로 제3회 일본 만화대상, 제14회 데즈카오사무문
화상 단편상을 수상하였고 스티브 잡스의 전기를 만화로
그린 《스티브 잡스》로 각 분야의 새로운 지평을 연 예술가
에게 주어지는 예술선장 문부과학부장관 신인상(2015년
도)을 수상했다. 이탈리아인 남편과 세계 각국에서 생활
한 적 있으며, 현재는 한 해의 절반은 이탈리아 파도바에
서 지낸다. 만화가, 작가 등으로 활발히 활동 중이다. 주
요 저서로는 《멈추어 생각하다》《다양성을 즐기는 삶의
방식》 등이 있다.

나가는 말

나카가와 케이이치

    요로 선생님은 제가 도쿄대학 고마바 캠퍼스에서 1, 2학년을 마치고 혼고 캠퍼스에 진학한 1981년, 해부학 제2강좌 교수로서 의학의 기본인 해부학을 가르치고 계셨습니다. (실습 및 강의)

    저는 불량 의대생이라 의학부 수업에는 결석하는 날이 잦았습니다. (참고로 해부 실습은 제대로 이수했습니다.) 지금과는 달리 학생 스스로 공부하게 두는 느긋한(?) 분위기 덕에 수업에서는 출석도 부르지 않았습니다. 그래도 요로 선생님 강의는 빠지지 않고 출석했습니다. 솔직히 다른 교수님들 수업과는 다르게 흥미로웠습니다. 그때부터 지금에 이르기까지 요로 선생님을 존경하고 있습니다.

    요로 선생님은 의사면허가 있지만 임상의 경험은 없습니다. 그리고 의료에 대해서도 도쿄대학에 대해서도 싸늘한 시선을 보내왔다고 말할 수 있습니다. 곤도 마코토 의사(곤도 마코토 박사는 일본 방사선종양학과 의사로서 '건강검진은 백해무익하다' 등의 주장으로 유명하다. 국내에도《의사에게 살해당하지 않는 47가지 방법》등 다수의 저서가 소개되었다.)와도 생각이 맞습니다. 애연가로도 유명합니다.

요로 선생님의 담배에 관해서 의견이 분분하다는 사실은 잘 알고 있습니다. 다만 한 가지 장담컨대 선생님은 타인의 간접흡연을 무척 신경 쓰십니다. 물론 담배의 해로운 점에 대해서도 확실하게 인지하고 계십니다. 사실 저는 흡연보다 음주 쪽에 가깝습니다. 무엇보다 음주에는 간접음주가 없으니까요. (웃음)

그런 요로 선생님이 작년 6월 12일 몸 상태가 안 좋아서 진찰을 받고 싶다는 메일을 보내셨습니다. (45쪽 참조) 병원을 싫어하시는 요로 선생님이 진찰을 받고 싶다니 보통 일이 아님을 직감했습니다.

6월 24일 도쿄대병원 지하 3층 방사선치료 외래에 오셨을 때 요로 선생님은 3월 말에 뵀을 때와는 전혀 다른 모습으로 생기가 하나도 없어 보였습니다. 우선 가슴부터 골반까지 CT 검사를 했더니 오랜 흡연 때문에 가벼운 폐기종이 있는 정도였고 눈에 띄는 이상은 없었습니다. 이 시점에서 중기 또는 말기 암일 가능성은 확실히 줄어들었습니다.

선생님이 보내신 메일에 '건강검진 같은 건 몇 년이나 안 해서'(사실은 십몇 년 동안)라는 내용이 있었기에 혹시 몰라서 심전도 검사를 지시했습니다. 불길한 예감이 말 그대로 적중하여 '무통성 심근경색'이라는 진단이 내려졌습니다. 심각한 수준의 당뇨병일 때는 심근경색에 따른 통증을 느끼지 않기도 합니다. 그 뒤의 경과는 본문 내용대로입니다.

요로 선생님의 사고방식은 아래의 글에 단적으로 나타납니다. (월간 〈신초〉 2020년 10월 호 '코로나 인식론 제4회')

"(의료에 거리를 두는 이유는) 일단 의사 손에 잡히면 의료제도에 완전히 휘말리게 되니까요. 이른바 길고양이가 집고양이가 되는 일입니다."

그런 요로 선생님이 입원해서 잘 지낼 수 있으실까 걱정했는데 기우였습니다. 우려했던 '병원 내 흡연'도 (아마) 없었고

모범환자였습니다. 대장 폴립을 그냥 두고 헬리코박터균도 제균하지 않는다는 요로 선생님다운 판단을 내리셨지만 말이지요.

선생님은 심근경색 치료가 일단락되어 퇴원하셨다가 양쪽 눈의 백내장 치료 때문에 다시 한번 입원하셨습니다. 이때는 요로 선생님도 '집고양이'가 되셨구나 싶었습니다.

현대 의료 덕분에 수술이 잘 진행되어 젊었을 때의 시력을 되찾으신 선생님은 금방 다시 '들고양이'로 돌아왔습니다. 아래는 정초에 받은 메일입니다.

"새해 복 많이 받으세요. (중략) 저는 급할 게 없는 환자 같습니다. 병원에서는 이런 환자를 환영할지 말지 모르겠군요. 운동 삼아 매일 산책도 하고 몸무게도 65킬로그램으로 입원 당시보다 10킬로그램 가까이 늘었습니다. 근데 병원에 가지 않으면 문제는 약 처방이겠지요. 검사는 가까운 병원에서 받으려고 합니다. 요로 드림"

요컨대 도쿄대병원에는 가지 않을 테니 약만 보내주기 바란다는 이야기입니다. 결국 제가 내과, 안과 처방을 대행하는 신세가 되었습니다.

요로 선생님은 '흑 아니면 백' 같은 사람이 아닙니다. 의료가 필요할 때는 최저한도로 (약삭빠르게?) 그 덕을 보고 금방 원래 있던 세계로 돌아갑니다.

요로 선생님은 진정 만만치 않은 환자입니다.

참고문헌

요로 다케시 《유언》 (新潮社)

요로 다케시 《바보의 벽》 (新潮社)

요로 다케시 《죽음의 벽》 (新潮社)

요로 다케시 《고양이만큼만 욕심내는 삶》 (河出書房新社)

요로 다케시 《코로나 인식론》 (〈新潮〉 2020년 7~2021년 2월호 연재)

요로 다케시, 고보리 오이치로 《죽음을 받아들이는 일 삶과 죽음에 대한 대담》 (祥伝社)

요로 다케시, 가시와기 히로시, 나카가와 케이이치 《암에서 시작되는 삶의 방식》 (海竜社)

나카가와 케이이치 《의사에게 암을 진단받고 맨 처음 읽는 책》 (エクスナレッジ)

나카가와 케이이치 《암 전문의가 암에 걸리고 깨달은 소중한 것》 (海竜社)

나카가와 케이이치 《죽음을 잊은 일본인》 (朝日出版社)

나카가와 케이이치 《코로나와 암》 (海竜社)

나카가와 케이이치, 요로 다케시 《자신을 산다-일본 암 치료와 사생관》 (小学館)

가토 다이키, 나카가와 케이이치
　　《도쿄대병원 암 전문의가 암에 걸려서-아, 무정한 의사 생활》 (ロハスメディア)

야마자키 마리 《멈추어 생각하다》 (中央公論新社)

데이비드 A. 싱클레어, 매슈 D. 러플랜트 《노화의 종말》

이반 일리치 《병원이 병을 만든다》

페트르 스크라바넥 《인간적 의학의 종말과 강압적 건강주의의 대두》

옮긴이 | **최화연**

대학에서 중국어와 일본어를 전공하고 국제대학원에서 국제개발협력을 공부했다. 현재 번역 에이전시 엔터스코리아에서 일본어 전문 번역가로 활동 중이다.
주요 역서로는 《식사가 최고의 투자입니다》《알아서 공부하는 아이는 무엇이 다를까》《세상에 나혼자라고 느껴질 때》등이 있다.

요로 선생님 병원에 가다
'나이 듦'과 '인생'을 대하는 법

1판 1쇄 발행 2022년 1월 18일

지 은 이 | 요로 다케시, 나카가와 케이이치
옮 긴 이 | 최화연

발 행 인 | 최봉규
발 행 처 | 청홍(지상사)
출판등록 | 1999년 1월 27일 제2017-000074호

주　　　소 | 서울 용산구 효창원로64길 6(효창동) 일진빌딩 2층
우편번호 | 04317
전화번호 | 02)3453-6111 팩시밀리 02)3452-1440
홈페이지 | www.cheonghong.com
이 메 일 | jhj-9020@hanmail.net

한국어판 출판권 ⓒ 청홍(지상사), 2022
ISBN 979-11-91136-10-4 03510

공복 최고의 약

아오키 아츠시 | 이주관 이진원

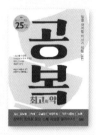

저자는 생활습관병 환자의 치료를 통해 얻은 경험과 지식을 바탕으로 다음과 같은 고민을 하게 되었다. "어떤 식사를 해야 가장 무리 없이, 스트레스를 받지 않으며 질병을 멀리할 수 있을까?" 그 결과, 도달한 답이 '공복'의 힘을 활용하는 방법이었다.

값 14,800원 | 국판(148x210) | 208쪽
ISBN 978-89-90116-00-0 | 2019/11 발행

안압 리셋

시미즈 롯칸 | 이진원

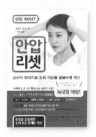

녹내장은 진행성 질환이다. 치료법은 있지만 진행을 늦추기 위한 것일 뿐, 대부분은 계속해서 안과에 다녀야만 한다. 머리와 눈의 변형을 해소하면 많은 질병을 예방할 수 있다. 또한 '안압 리셋' 마사지를 습관화하여 병으로 발전할 원인을 없앤다면…

값 13,700원 | 국판(148x210) | 144쪽
ISBN 979-11-91136-09-8 | 2022/1 발행

60대와 70대 마음과 몸을 가다듬는 법

와다 히데키(和田秀樹) | 김소영

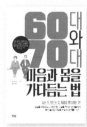

옛날과 달리 70대의 대부분은 아직 인지 기능이 정상이며 걷는 데 문제도 없다. 바꿔 말하면 자립한 생활을 보낼 수 있는 마지막 무대라고도 할 수 있다. 따라서 자신을 똑바로 마주보고 가족과의 관계를 포함하여 80세 이후의 무대를 어떤 식으로 설계할 것인지 생각해야 하는 때다.

값 15,000원 | 국판(148x210) | 251쪽
ISBN 979-11-91136-03-6 | 2021/4 발행

경락경혈 103, 치료혈을 말하다

리즈 | 권승원 김지혜 정재영 한가진

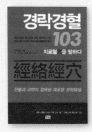

경혈을 제대로 컨트롤하면 일반인들의 건강한 생활을 도모할 수 있음을 정리하였다. 이 책은 2010년에 중국에서 베스트셀러 1위에 올랐을 정도로 호평을 받았다. 저자는 반드시 의사의 힘을 빌릴 것이 아니라 본인 스스로 매일 일상생활에서 응용하여 건강하게 살 수 있다.

값 27,000원 | 신국판(153x225) | 400쪽
ISBN 978-89-90116-79-6 | 2018/1 발행

경락경혈 피로 처방전

후나미즈 타카히로 | 권승원

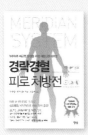

경락에는 몸을 종으로 흐르는 큰 경맥과 경맥에서 갈려져 횡으로 주행하는 낙맥이 있다. 또한 경맥에는 정경이라는 장부와 깊은 관련성을 가지는 중요한 12개의 경락이 있다. 장부란 한의학에서 생각하는 몸의 기능을 각 신체 장기에 적용시킨 것이다.

값 15,400원 | 국판(148x210) | 224쪽
ISBN 978-89-90116-94-9 | 2019/9 발행

경락경혈 經絡經穴 14경＋四經

주춘차이 | 정창현 백유상

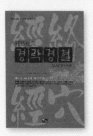

경락은 우리 몸을 거미줄처럼 엮어 기혈의 흐름을 조절해 주고 있는데, 우주 변화의 신비가 그 속에 축약되어 있고 실제적이면서 철학적인 체계를 갖고 있음은 최근 여러 보도를 통해 확인된 바 있으며 실제로 일반인이 일상생활 속에서 쉽게 행할 수 있는 질병치료의 수단이 되어 왔다.

값 22,000원 | 사륙배판변형(240x170) | 332쪽
ISBN 978-89-90116-26-0 | 2005/10 발행

한의학 입문

주춘차이 | 정창현 백유상 장우창

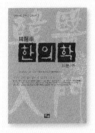

한의학만큼 오랜 역사 속에서 자신의 전통을 유지하면서 지금까지 현실에 실용적으로 쓰이고 있는 학문 분야는 많지 않다. 지난 수천 년의 시간 속에서도 원형의 모습을 고스란히 간직하면서 동시에 치열한 임상 치료의 과정 중에서 새로운 기술을 창발 또는 외부로부터 받아들였다.

값 22,000원 | 사륙배판변형(240x170) | 352쪽
ISBN 978-89-90116-26-0 | 2007/2 발행

한의학 교실

네모토 유키오 | 장은정 이주관

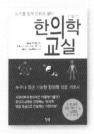

한의학의 기본 개념에는 기와 음양론 오행설이 있다. 기라는 말은 기운 기력 끈기 등과 같이 인간의 마음 상태나 건강 상태를 나타내는 여러 가지 말에 사용되고 있다. 행동에도 기가 관련되어 있다. 무언가를 하려면 일단 하고 싶은 기분이 들어야한다.

값 16,500원 | 신국판(153x224) | 256쪽
ISBN 978-89-90116-95-6 | 2019/9 발행

영양제 처방을 말하다

미야자와 겐지 | 김민정

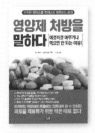

인간은 종속영양생물이며, 영양이 없이는 살아갈 수 없다. 그렇기 때문에 영양소가 과부족인 원인을 밝혀내다 보면 어느 곳의 대사회로가 멈춰 있는지 찾아낼 수 있다. 영양소에 대한 정보를 충분히 활용하여 멈춰 있는 회로를 다각도에서 접근하여 개선하는 것에 있다.

값 14,000원 | 국판(148x210) | 208쪽
ISBN 978-89-90116-05-5 | 2020/2 발행

치매 걸린 뇌도 좋아지는 두뇌 체조

가와시마 류타 | 오시연

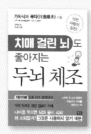

이 책을 집어 든 여러분도 '어쩔 수 없는 일'이라고 받아들이는 한편으로 해가 갈수록 심해지는 이 현상을 그냥 둬도 될지 불안해 할 것이다. 요즘 가장 두려운 병은 암보다 치매라고 한다. 치매, 또는 인지증(認知症)이라고 불리는 이 병은 뇌세포가 죽거나 활동이 둔화하여 발생한다.

값 12,800원 | 신국판변형(153x210) | 120쪽
ISBN 978-89-90116-84-0 | 2018/11 발행

치매 걸린 뇌도 좋아지는 두뇌 체조 드릴drill

가와시마 류타 | 이주관 오시연

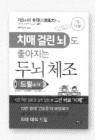

너무 어려운 문제에도 활발하게 반응하지 않는다. 단순한 숫자나 기호를 이용하여 적당히 어려운 계산과 암기 문제를 최대한 빨리 푸는 것이 뇌를 가장 활성화한다. 나이를 먹는다는 것은 '나'라는 역사를 쌓아가는 행위이며 본래 인간으로서의 발달과 성장을 촉진하는 것이다.

값 12,800원 | 신국판변형(153x210) | 128쪽
ISBN 978-89-90116-97-0 | 2019/10 발행

의사에게 의지하지 않아도 암은 사라진다

우쓰미 사토루 | 이주관 박유미

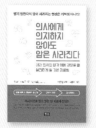

암을 극복한 수많은 환자를 진찰해 본 결과 내가 음식보다 중요시하게 된 것은 자신의 정신이며, 자립성 혹은 자신의 중심축이다. 그리고 왜 암에 걸렸는가 하는 관계성을 이해하는 것이다. 자신의 마음속에 숨어있는 것이 무엇인지, 그것을 먼저 이해할 필요가 있다.

값 15,300원 | 국판(148x210) | 256쪽
ISBN 978-89-90116-88-8 | 2019/2 발행

무릎 통증은 뜸을 뜨면 사라진다!

가스야 다이치 | 이주관 이진원

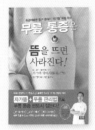

뜸을 뜨면 그 열기가 아픈 무릎을 따뜻하게 하고, 점점 통증을 가라앉게 해 준다. 무릎 주변의 혈자리에 뜸을 뜬 사람들은 대부분 이와 비슷한 느낌을 털어놓는다. 밤에 뜸을 뜨면 잠들 때까지 온기가 지속되어 숙면할 수 있을 뿐 아니라, 다음날 아침에도 몸이 가볍게 느껴진다.

값 13,300원 | 신국변형판(153x210) | 128쪽
ISBN 978-89-90116-04-8 | 2020/4 발행

침구진수鍼灸眞髓

시로타 분시 | 이주관

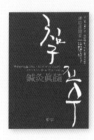

이 책은 선생이 환자 혹은 제자들과 나눈 대화와 그들에게 한 설명까지 모두 실어 침구치료술은 물론 말 한 마디 한 마디에 담겨 있는 사와다 침구법의 치병원리까지 상세히 알 수 있다. 마치 사와다 선생 곁에서 그 침구치료법을 직접 보고 듣는 듯한 생생한 느낌을 받을 수 있을 것이다.

값 23,000원 | 크라운판(170x240) | 240쪽
ISBN 978-89-6502-151-3 | 2012/9 발행

뜸의 권유 : 1회의 뜸으로 몸이 좋아진다

뜸을 보급하는 모임 | 이주관(한의사) 오승민

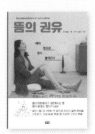

자연환경과 체질에 안성맞춤인 것이 바로 작은 자극으로도 몸을 은근하게 데우는 뜸이다. 한군데에 열기를 가하여 효율적으로 온몸에 열을 순환시켜 몸안에서부터 증상을 개선한다. 뜸이 오래도록 사랑을 받아온 이유는 그만큼 효과가 확실하기 때문이다.

값 14,900원 | 신국판(153x225) | 134쪽
ISBN 979-11-91136-04-3 | 2021/5 발행

하이브리드의학

오카베 테츠로(岡部哲郎) | 권승원

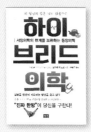

이 책은 "서양의학의 한계"를 테마로 서양의학이 가지고 있는 약점과 문제점, 동양의학이 아니면 할 수 없는 점을 중심으로 질병을 완치할 수 있는 방법이라면, 무엇이든 찾아 받아 들여야만 한다고 생각한다. 의학을 동서로 나누어 보는 시대는 끝났다. 말 그대로. 콤비네이션. 하이브리드.

값 14,000원 | 사륙판(128x118) | 194쪽
ISBN 979-11-91136-02-9 | 2021/1 발행

혈관을 단련시키면 건강해진다

이케타니 토시로 | 권승원

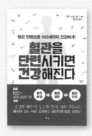

이 책은 단순히 '어떤 운동, 어떤 음식이 혈관 건강에 좋다'를 이야기하지 않는다. 동양의학의 고유 개념인 '미병'에서 출발하여 다른 뭔가 이상한 신체의 불편감이 있다면 혈관이 쇠약해지고 있는 사인임을 인지하길 바란다고 적고 있다. 또한 관리법이 총망라되어 있다.

값 13,700원 | 사륙판(128x188) | 228쪽
ISBN 978-89-90116-82-6 | 2018/6 발행

먹어도 살이 찌지 않고 면역력이 생기는 식사법

이시구로 세이지 | 김소영

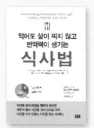

비타민C는 면역력에서 가장 중요한 작용을 한다고 해도 과언이 아니다. 면역의 중심인 림프구는 혈액 속에서 비타민C의 농도가 가장 높아서 활동을 하려면 비타민C가 반드시 필요하다. 비타민C는 림프구의 증식 및 운동에도 크게 관여한다는 사실이 나타나 있다.

값 14,800원 | 사륙판(128x188) | 240쪽
ISBN 979-11-91136-05-0 | 2021/6 발행